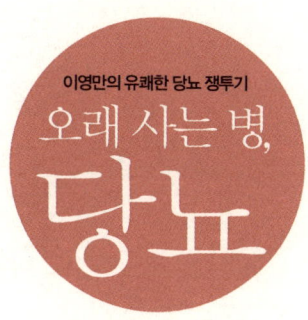

이영만의 유쾌한 당뇨 쟁투기

오래 사는 병,
당뇨

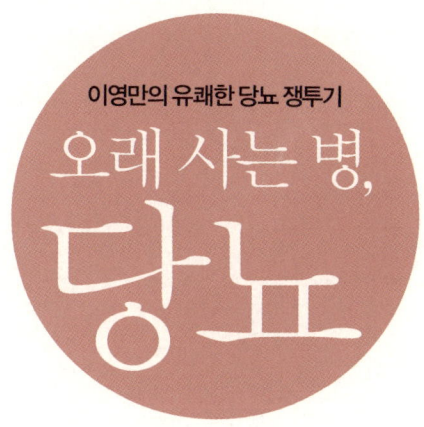

이영만의 유쾌한 당뇨 쟁투기

오래 사는 병,

당뇨

● 10년 당뇨지기 이영만 지음

페이퍼로드
paperroad

당뇨병 불량환자의 여유로운 대처법

— 김홍경(한의사)

사람의 몸은 오묘하다. 사람의 몸을 들여다보면 볼수록 점점 그 깊이에 빠져들게 된다. 현대의학이 발달했다고는 하지만 그 의학만으로도 결코 설명할 수 없는 게 사람의 몸이다. 서양의학이 비과학적이라고 여겼던 동양의학의 이론에 빠져드는 것도 신체가 지닌 예사롭지 않은 특성 때문일 것이다. 현대의학이 좀처럼 다스리지 못하는 병을 수백 년 전 사암도인의 침 한 방으로 고치는 것만 보아도 알 수 있는 일이다.

사암도인 침법의 원리는 비교적 간단하다. 신체를 소우주로 보고 자연의 전체 흐름을 파악해 신체에 적용함으로써 병의 원인을 찾아내어 치료하는 것이다. 이 원리에 따르면 병이 어디서 왔고 어떻게 생긴 것인지를 먼저 파악하여 근본적인 문제점을 찾은 걸로도 이미 반은 해결한 셈이다.

병이 생기면 물론 의사에게 가야 한다. 하지만 그 전에 병을 만든 사람이 바로 자기 자신이므로 자신의 환경, 식생활, 생활습관을 돌아보는 것이 의사를 찾는 것 보다 더 중요하다. 특히 외상이 아닌 생활 질병의 경우는 더 말할 필요가 없다.

수년 전 『내 몸은 내가 고친다』라는 책을 쓴 적이 있다. 병에 걸린 후 곰곰이 생각하며 뒤돌아보면 그 병이 어디에서 왔는지 스스로 진단하고 처방할 수 있다는 내용을 담은 책이었다. 우선 진단이 내려지면 병을 멀리 할 수 있다. 지금까지의 생활습관을 바꾸면 그것이 곧 처방이 되기 때문이다. 육식을 좋아했다면 채식을 주로 하고, 앉아서 사무만 봤다면 서 있는 시간이나 운동 시간을 늘리고, 술을 많이 마시고 담배를 심하게 피웠다면 그것도 가급적 줄이고, 아침식사를 걸러왔다면 아침밥을 챙겨 먹어 본다. 이런 식으로 생활습관을 바꾸면 처음에는 몸이 놀라 적응에 어려움을 겪기도 하지만 조금만 시간이 지나면 곧 안정기에 접어들게 된다. 그러면 병의 절반은 사라진다. 문제는 그런 습관을 바꾸기가 쉽지 않다는 점이다.

내가 아는 이영만 국장은 한의학적 사고가 풍부한 사람이다. 자신의 문제가 무엇인지도 잘 알고 있었다. 그러나 일에 쫓기는 그의 생활이 그를 내버려두지 않았다.

처음 그가 당뇨를 이야기했을 때 나는 심각하게 받아들이지 않았다. 스스로의 문제점을 잘 알기에 특별한 처방 없이도 잘 해 나갈 것이라고 믿었다. 하지만 그는 형편없는 불량환자였다. 병을 너무 어렵게 대해도 안 되지만 지나치게 업신여겨도 곤란한데 그는 늘 대수롭지 않게 생각했다. 아는 것과 실천하는 것 사이에는 엄청난 차이가 있다. 마음만 다잡으면 된다지만 마음먹기는 또 얼마나 어려운가.

그는 병을 부지런히 키웠다. 가끔 내게 상담을 했지만 나는 별다른 소리를 하지 않았다. 마음먹기와 실천이 중요한데 단순히 처방만 이야기한들 소용없으리라는 생각에서였다. 다만 병이 깊어지면 그가 스스로 자신의 병을 다스릴 것이라고 예상하고는 있었다. 그때가 언제쯤이 될 지 궁금했다. 3년, 아니면 늦어도 5년이 되지 않을까 했지만 예상보다 훨씬 늦은 9년여가 되어서야 작정하고 치료에 나섰다. 많이 늦은 감이 있지만 그래도 고쳐보겠다고 이 얘기 저 얘기 듣고 이리 저리 뛰어다니는 것을 보니 적이 마음이 놓였다. 다행스러운 것은 그동안 몸을 함부로 놀리면서도 알게 모르게 조금씩 대처한 덕분에 합병증은 없다는 점이다. 불량환자라고는 하지만 그래도 당뇨라는 병과 자신의 몸에 대한 인식은 제대로 갖고 있었기에 가능한 일인 듯하다.

이영만 국장의 당뇨 체험기는 그래서 읽어볼만 하다. 글 속에 당뇨 환자가 아니면 알 수 없는 10년의 과정이 속속들이 녹아있고 경험을 통해서 터득한 살아있는 지식들도 곳곳에 가득 차 있다. 때로는 재미있고 때로운 애처로운 이 체험기는 당뇨 환자라면 누구나 무릎을 치고 공감하며 읽을 수 있을 것이다. 평소 낙관적인 사고 방식을 가진 그는 당뇨병을 장수의 비결과 연결키며 여유로운 질병 대처법을 주장하는데 이 또한 새겨들을 만하다.

당뇨는 평생 함께 가는 병이다. 관리만 잘하면 삶을 오랫동안 유지시킬 수 있다. 하지만 관리를 철저히 한다는 것이 말처럼 쉽지는 않다. 조금 괜찮아지면 나태해지기 십상이다. 집중적인 관리로 정상권에 들어간 이영만 국장을 비롯하여 당뇨로 고생하고 있는 모든 사람들이 꼭 명심해야 할 점이다.

직접 자신의 몸으로 실험한 당뇨 체험기

_ 강창원(의학박사, 강창원내과 원장)

우리나라 당뇨 환자는 날이 갈수록 증가하고 있다. 식탁에 넘쳐나는 기름진 음식과 외국의 정크 푸드 같은 먹을거리가 판을 치는 현대 생활상이 당뇨라는 질병을 키우고 있기 때문이다. 실제로 헐벗고 굶주리던 시절엔 당뇨병이 그리 많지 않았다. 그러다가 고속 성장 시대에 들어서며 음식이 흔해지자 하나 둘씩 당뇨 환자가 늘어나기 시작했다. 잘살게 되면서 생긴 병이라며 당뇨병을 부자병이라고도 부르지만 당뇨병은 결코 부자들만 걸리는 편안한 병이 아니다. 부자가 아니라 가난한 사람들도 많이 걸리는 현대 사회의 무서운 복병이다.

당뇨병은 치명적인 질병이 아닌 것처럼 보인다. 그래서 많은 사람들이 당뇨병을 만나면 처음엔 걱정했다가 이내 무심하게 지내면서 병을 키우게 된다. 하지만 당뇨병은 관리하지 않으면 서서히 죽음에 이르게 되는 치명적인 질병이다. 일단 합병증이 발병하면 치료하기가 매우 힘들기 때문이다. 심하면 발목을 자르고 시력을 잃기까지 한다. 사망 당시의 병명이 당뇨병이 아니라고 해서 무시하기 쉽지만 한 꺼풀 벗기면 그 죽음에 이르게 한 근본적인 원인이나 결정적인 요인이 바로 당뇨병일 때가 많다.

당뇨병 환자가 기하급수적으로 늘면서 당뇨에 관한 서적도 수없이 나왔다. 그러나 당뇨병을 앓고 있는 사람이 체험기를 통해 당뇨 관리를 권하는 책은 드물다. 그런 점에서 이 책은 현재 당뇨로 고생하는 사람이 읽어볼 만하다.

책의 저자가 물론 의사는 아니다. 그런 점에서 보면 이 책이 전문적이고 의학적인 도움을 주지 못할 수도 있다. 그러나 관리 질병인 당뇨는 의사의 처방이 다가 아니다. 전문의는 수많은 환자를 보면서 얻은 지식을 통해 개개인에 맞는 약이나 인슐린 주사를 처방하지만, 당뇨는 병의 특성상 그것만으론 절대 낫지 않는다. 약을 복용하면서 당뇨 환자에게 알맞은 운동, 식생활을 꾸준히 유지해야만 당뇨와 일정한 거리를 두고 건강하게 살아갈 수 있다. '왜 그런가' '왜 그렇게 해야 하는가' 하고 의학적 지식을 따지기 보다는 실전을 통해 당뇨를 겪고 '이렇게 하니까 어떻더라' 라고 구체적인 경험담을 털어놓은 이 책이야말로 당뇨 환자에게는 보다 가깝게 다가갈 수 있고 실천하는 데도 도움이 될 것이다.

병을 한 번 앓고 나면 반 의사가 된다는 말이 있다. 틀린 말이 아니다. 치열하게 병과 싸우다 보면 전문가가 안 될 수 없다. 저자 역시 당뇨에 대한 지식만은 전문가 수준이다. 의사들이 미처 모를 수 있는 당뇨 관리와 생활습관에 대한 세세한 부분의 이야기는 당뇨 환자뿐 아니라 전문의도 알아두면 진료에 여러가지로 득이 될 것 같다.

사실 당뇨 관리는 아는 것보다 실천이 중요하다. 당뇨로 고생하는 사람이 주위에 워낙 많다 보니 이젠 보통 사람들도 당뇨에 대해 웬만큼은 알고 있다. 그래서 당뇨라고 하면 모두들 한마디씩 거든다.

하지만 애석하게도 관리는 아는 것만으로는 이루어지지 않는다.

당뇨를 극복하려면 철저한 자기통제가 무엇보다도 절실하다. 이점에 있어서도 이 책은 좋은 지침서가 될 것이다. 부디 당부하건대 저자 자신이 고백하듯 병이 깊어져서야 허둥지둥 관리를 시작하지 말고 일찍일찍 당뇨병을 치료하기 바란다. 그래야 건강하게 오래오래 살 수 있다.

차례

I. 당뇨가 찾아오다

II. 당뇨와 함께 가는 길

III. 당뇨와 평생지기 친구가 돼라

● 당뇨에 좋은 식품 10가지

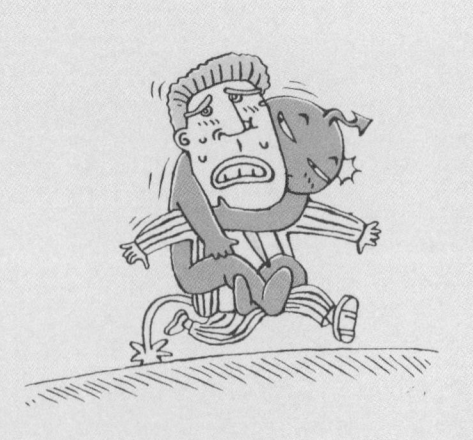

당뇨가 찾아오다

왜 이리 청량음료가 입에 착착 달라붙을까.
왜 이리 소변은 자주 볼까.
그리고 또 한가지. 왜 이리 음식이 많이 들어갈까.
먹을 것이 앞에 있으면 참지를 못했다.
배가 부른데도 꾸역꾸역 집어넣었다.

왜 이렇게 오줌이 자주 마렵지?

······ 문득 생각해보니 화장실을 열댓 번은 다닌 것 같다. 아직 쌀쌀한 날씨 탓이려니 했지만 지나치게 횟수가 많았다. 아침 8시에 출근해서 12시간째라고 해도 1시간에 한 번 이상 다닌 셈이다. 글 몇자 보다가 화장실 가고, 오는 길에 자판기에서 콜라를 빼서 마신 후 조금 앉았다가 다시 화장실에 가고. 책상과 화장실과 음료자판기를 수시로 뺑뺑 도는 일을 끝도 없이 하고 있었다.

"얼마 전만 해도 이토록 자주 소변 보러 다니지는 않았는데…."

1998년 2월, 경향신문 「매거진X」부장으로 근무할 때였다. 「매거진」는 젊은 독자의 취향을 겨냥해 만든 16페이지짜리 섹션 면이었다. 보통사람들의 따뜻한 이야기, 신문에 잘 나지 않는 특별한 소재를 취재해서 매일 발행한 지면으로, 독자들로부터 뜨거운 호응을 받았다. 기존의 신문이 특별한 사람들의 특별한 이야기만 실었던 것에 비하면 가히 파격적이었다.

휴머니즘을 강조한 「매거진X」가 대성공을 거두자 이후 모든 신문들이 섹션 페이지를 만들어 경쟁을 하고자 했다. 그러나 어느 신문

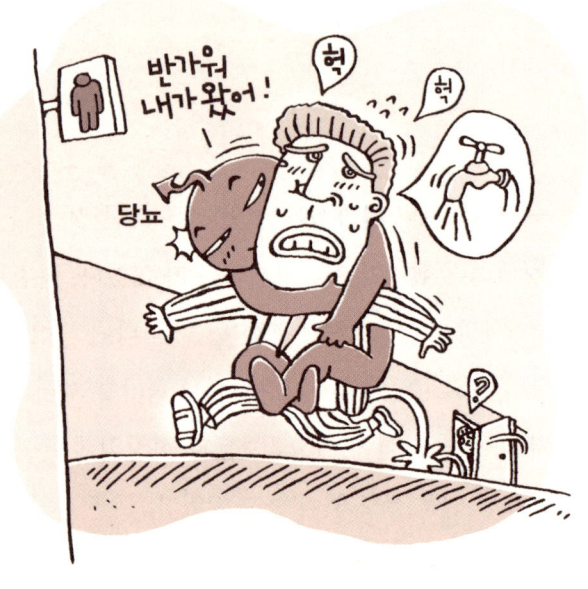

도 원조 섹션신문인 「매거진X」의 성가를 뛰어넘지 못했다. 그들은 나름대로 새로운 지면을 만들고자 했으나 단지 흉내를 내거나 조금 발전시키는 것으로는 늘 한 발짝 이상 앞서나가는 원조 지면을 따라잡을 수 없었다. 보통 이야기들로 전혀 새로운 지면을 만들어야 하는 것이어서 취재기자들의 고생은 이루 말할 수 없었다. 기사의 소스를 제공하는 출입처도 없이 그저 길거리를 다니며 헌팅하거나, 여기저기서 이야기를 듣고 발로 찾아다녔다. 기자들 표현으로 소위 '맨땅에 헤딩하기'였다. 당연히 기자 1인당 생산성이나 시간당 효율성은 크게 떨어질 수밖에 없었다. 어느 기자는 일주일 내내 헛걸음만 하고 다니기도 했고 어떤 기자는 운 좋게 한 번에 두어 건의 좋은 기사를 건지기도 했다. 그러나 종전에는 접하기 힘들었던 살아 있는 이야기, 바로 주위의 이야기를 풀어놓으니 독자들의 호응도는 갈수록 높아갔다. 독자들의 칭찬에 기자들은 고생을 낙으로 삼고 뛰어다녔지만 한편으로 그것은 결과적으로 기자들을 혹사시키는 채찍질이나 다름없었다. 좋아서 하는 일이니 기쁜 마음으로 달게 삼키긴 했지만.

데스크의 일도 결코 적지 않았다. 그 많은 기사를 일일이 다 봐야 하고 새로운 기삿거리를 찾기 위해 머리를 맞대고 같이 고민하느라 숱한 밤을 새웠다. 좋은 기삿거리를 발굴했을 땐 기분 좋아서 한잔하고 기삿거리가 없어 지면이 삭막해지면 기분은 좋지 않지만 분위기를 반전시키기 위해 또 한잔했다.

그런 생활을 1년 6개월여 하고 나니 심신이 지칠 대로 지쳤다. 하지만 일하는 재미에 푹 빠져 정신없는 나날을 보내고 있던 차에 어느날 하루를 되돌아보니 화장실을 수없이 들락거리고 있었던 것이다. 평소 좋아하지 않았던 청량음료도 유난히 많이 찾았다. 여름이라면 혹 모를까 겨울의 한복판에서 차가운 음료수를 들이붓고 있었다. 직장에서만 그런 것이 아니었다. 늦은 밤, 집에서도 마찬가지였다. 4리터짜리 콜라를 사들고 들어가면 1시간이 채 지나지 않아 깨끗하게 비웠다. 콜라가 안 좋다는 생각에 어느날은 어릴 때 좋아했던 깐 포도 통조림을 두세 개 샀다. 그 역시 단번에 들이켜거나 잠들기 전에 다 마셨다.

왜 이리 청량음료가 입에 착착 달라붙을까. 왜 이리 소변은 자주 볼까. 그리고 또 한가지. 왜 이리 음식이 많이 들어갈까.

갈증이 자꾸 났다. 목이 탈 정도까지는 아니었으나 늘 목이 말랐다. 소변은 아마도 음료수를 자주 들이켜다 보니 그렇게 된 것이겠지. 그러면 밥은 왜 그리 많이 먹는가. 먹을 것이 앞에 있으면 참지를 못했다. 배가 부른데도 꾸역꾸역 집어넣었다. 돌아서면 다시 허해서 빵 같은 것을 또 입에 물었다. 그냥 잠자기가 아쉬워 라면 한 그릇을 비운 후에야 부른 배를 만지며 자리에 누웠고, 누우면 바로 꿈나라로 직행했다.

그런 일상이 한 달여쯤 되었을까. 오줌으로 좀 나갔겠지만 분명 원 없이 먹고, 수도 없이 마셔댔는데 보는 사람마다 말라 보인다며 일 좀 천천히 하라고 한마디씩 했다. 그럴 리가 없다고 생각하면서도 몸무게를 달아보았더니 57킬로그램과 58킬로그램 사이를 왔다 갔다했다.

살이 빠진 것은 확실한 것 같은데 얼마나 빠졌는지 알 수 없었다. 평소 몸무게에 그다지 관심을 두지 않았던 터라 몸무게를 자주 재지 않았다. 나는 비교적 살이 잘 안 찌는 편이었다. 1976년 현역병으로 34개월을 근무하고 제대할 때의 몸무게가 56킬로그램이었다. 입대 전 몸무게에 비해 4킬로그램 정도 찐 것인데 그 몸무게를 아주 오랫동안 유지했다. 그러나 가만히 생각해보니 63킬로그램까지 갔던 적이 있었다. 그땐 아랫배가 제법 나와 뭘 조금만 먹어도 배가 빵빵해져 힘들었다. 적당히 몸무게가 빠진 것이 다행이라고 생각했다.

그렇게 1개월여가 또 지났다. 여전히 쉴 새 없이 오줌을 누러 다녔고 콜라나 깐 포도도 연신 들이부었다. 모르는 사람들이 보면 식탐이 대단하다고 할 정도로 먹는 것도 부지런히 챙겼다. 삼겹살이나 생등심 2인분을 먹은 후에 밥까지 한 그릇 뚝딱 해치웠다. 배가 그득해서야 자리를 털고 일어섰다. 저녁 술자리는 더했다. 안주란 안주는 닥치는 대로 집어넣었다. 주위 사람들이 '안주바라기'라며 놀릴 정도였다. 술자리가 두세 시간 계속되면 안주량이 점심식사 때보다 더 많았다. 그리고도 집에 가면 또 먹었다. 먹을 땐 배가 불렀다가도 돌아서면 언제 먹었느냐는 듯 먹을거리를 찾았다. 그렇게 먹어치우는데도 살은 찌지 않았다. 오히려 조금씩 살이 빠졌다. 어느날 아침 허리띠를 매는데 보니 구멍이 두 개나 줄어들었다. 쭉 입어오던 바지가 헐렁헐렁해졌다.

53킬로그램.

이건 아니라는 생각이 불쑥 들었다. 뭔지 모르지만 이상이 생긴 것이 확실했다. 그래도 병원에 갈 생각은 하지 않았다. 살 좀 빠졌다고 병원에 가는 것은 자존심이 허락지 않는 일이었다. 어릴 때부터 병원을 아주 싫어했다. 죽을 병 아니면 대충 몸으로 때웠다. 특별히 기억날 만큼 심하게 아팠던 적도 없었다. 약도 잘 먹지 않았다. 알약

을 잘 넘기지 못하는 이유도 있었지만 병원이나 약 자체를 좋아하지
않았다. 어쩌다 감기가 들면 고춧가루를 잔뜩 푼 콩나물국을 들이켜
거나 매운 김치국밥을 먹고 두꺼운 담요를 머리까지 뒤집어쓰고 하
룻밤 땀을 내고 나면 그만이었다.

　　그때 초등학교에 다니는 딸아이가 아버지의 증상이 친구 아버지
의 증상과 똑같다며 당뇨일지도 모른다고 했다.

당뇨를 의심하다

…… 퍼뜩 그럴지도 모르겠다는 생각이 들었다. 당뇨는 대부분 뚱
뚱한 사람들이 많이 걸리는 것으로 알고 있었기에 아니라고 생각하
면서도 여기저기서 주워들은 당뇨병 증상과 많이 닮았다는 생각을
하게 됐다. 백과사전을 뒤적여 당뇨편을 찾았다.

　　이뇨작용의 조절을 담당하는 뇌하수체 후엽 및 간뇌의 장애로 인하여 체내에서 요
구하는 양의 인슐린을 생성해내지 못하거나, 생성된 인슐린이 세포에 제대로 작용하지
못해 체내로 들어온 당을 충분히 흡수하지 못하여 혈당치가 높아지는 질병으로, 혈액
속의 당이 소변에 포함되어 체외로 배출되는 증상이 나타난다.

대표적인 증상은 다뇨多尿, 다음多飮, 다식多食이다. 일반적인 1일 소변량은 1.5리터 이내이나, 당뇨병에 걸리면 3리터를 넘게 되어 다뇨로 인한 탈수와 고혈당으로 인한 혈액의 삼투압 상승으로 인하여 물을 많이 마시게 된다. 게다가 당의 이용률이 낮아지고 소변으로 당을 잃기 때문에 많이 먹게 되나, 에너지원으로 사용되어야 할 당이 세포 속으로 들어가지 못하여 충분한 에너지를 만들어내지 못한다. 때문에 체내의 단백질을 에너지원으로 사용하면서 피로를 느끼고 체중이 감소한다. 또한 신장기능의 저하, 혈관 내에 당이 축적되어 발생하는 동맥경화, 망막의 출혈로 인한 시력저하 등 여러 합병증이 함께 나타나기도 한다.

인슐린의 생산유무에 따라 인슐린을 전혀 생산하지 못하는 '인슐린 의존형(제1형)'과 인슐린이 상대적으로 부족한 '인슐린 비의존형(제2형)' 으로 나뉜다. '소아당뇨' 라고 불리기도 하는 '1형 당뇨' 는 한국의 경우 전체 당뇨 환자의 3~5% 정도를 차지하고 있으며 유전적인 요인이나 자가면역기전으로 인한 이자의 랑게르한스섬 β세포의 파괴로 발생한다. 반면 '2형 당뇨' 는 유전적인 요인 외에도 식생활의 서구화에 따른 고열량·고지방·고단백의 식단, 운동부족, 스트레스 등 환경적인 요인이 크게 작용하는 것으로 보인다. 초기 주요 증세는 다뇨, 갈증, 나른함, 다식, 체중감소 등이다. 이중에서 갈증이 가장 많이 나타나고 다음으로 나른함, 다뇨의 순이다. 이밖에 음부소양, 월경이상, 성욕감퇴를 비롯하여 치주염이나 충치로 인해 치아가 빠지는 일이 있다.

그러나 당뇨병 환자가 이러한 주요증세를 호소하여 진찰을 받고 당뇨병 진단이 내려지는 경우는 당뇨병 환자의 약 3분의 1에 불과하며, 나머지는 다른 병이나 생명보험 가입, 집단검진, 당뇨병 합병증 때문에 진찰을 받았을 때 비로소 발견되는 일이 많다.

합병증에 의한 증세로는 신경통, 지각이상, 시력장애 및 피부질환(부스럼, 멍울, 종기,

화농증, 습진) 등이 있다. 당뇨병을 장기간 방치하거나 치료를 적절히 하지 못하면 외과 수술, 감염, 발열 등 때문에 당뇨병 증세가 급격히 악화되어 당뇨병성 아시도시스 (acidosis, 산중독)로 진전되는 경우가 있다. 특히 젊은 층의 당뇨병에서 그런 경우가 많이 나타난다.

대단히 복잡하게 설명했지만 다음多飲, 다뇨多尿, 다식多食의 세 가지 증상만으로도 당뇨임을 확인할 수 있었다. 일견 큰일이다 싶었지만 주위 사람들의 말을 들어보니 그리 걱정할 일은 아니었다. 단지 당뇨만으로는 큰 문제가 아니고 합병증이 문제인데 이제 시작이니 관리만 잘하면 된다는 것이었다. 그러면서 술 좀 줄이고, 담배 그만 피우고, 음식관리, 특히 단것은 먹지 말고 걷기만 열심히 하면 당뇨는 병도 아니라고 했다. 대부분 주워들은 말이었지만 평생 가지고 가는 병이라며 절대 조심해야 한다는 말보다는 돌팔이들의 말을 더 믿고 싶었다. 그들은 병원에 갈 것까지도 없다고 했다.

그래, 좀 걷지 뭐. 이번 기회에 술 좀 줄이고 열심히 걸어서 수년 간 몸에 있었던 지방간도 빼고 부정맥도 치료하면 되지. 차라리 잘 됐네. 한꺼번에 여러가지 병을 치료하게 되었으니 그야말로 일거양 득이네.

그렇게 며칠이 지났다. 여전히 병원에 갈 생각은 하지 않았다. 회사에서 걸어서 1분 거리에 강북삼성병원이 있었지만 병원에 가지 않아도 관리는 할 수 있는 것이니 굳이 그럴 필요를 느끼지 않았다. 나름대로 술은 조금 줄였고 담배도 조금 줄였다. 하지만 오래가지 않았다. 며칠 잠깐 정신 차렸다가 다시 일 속에 파묻히다 보니 어느새 술과 담배의 양이 원위치로 돌아갔다. 대신 콜라 등 청량음료나 단 음식은 딱 끊었다. 그건 평소에도 그렇게 좋아하는 것이 아니어서 쉽게 끊을 수 있었다. 당뇨 관리는 그 정도 선에서 마무리하는 것으로 하고 잊고 살았다.

그러나 증세는 나아지지 않았다. 다른 증세는 모르겠는데 몸무게가 늘어나지 않는 것이었다. 나름대로 먹는다고 먹어도 결과는 늘 마찬가지였다. 마침 후배의 처남이 삼성병원 내과의로 근무하고 있다고 해서 큰맘 먹고 병원을 찾기로 했다. 하지만 정식 진찰은 아니었다. 그냥 가서 그 친구를 통해 당뇨인가 아닌가, 당뇨라면 어느정도인가만 알아보는 것이었다.

후배에게 끌려 병원에 갔다. 기다리고 있던 그 처남은 손가락 끝에서 피를 빼더니 당뇨수치를 체크했다. 그러고는 얼굴빛까지 달라지며 당장 입원해야 한다고 법석을 피웠다. 도대체 수치가 어떻기에….

"아침밥을 먹지 않은 상태가 확실하죠?"

"그럼요. 벌써 10년 이상 아침밥은 먹지 않습니다."

"290입니다. 공백에 그 정도면 입원해야 합니다. 정상인이라면 아무리 높아도 140을 넘지 않습니다. 빨리 정식으로 진찰을 받고 치료를 해야 합니다. 안 그러면 무슨 일이 일어날지 모릅니다."

지나치게 호들갑을 떠는 것 같았다. 지금까지 아무 일 없이 잘살 았는데 입원까지 해야 한다니 받아들이기도 싫었고 받아들일 수도 없었다. 어쨌든 상태가 심하다니 진료 예약을 하고 돌아왔다.

집에 와서 그 이야기를 했더니 집사람은 한술 더 떴다. 평소에 그 렇게 말을 안 듣고 멋대로 행동하고 멋대로 먹어대더니 그렇게 됐다 며 병원에서 입원하라면 입원해야 한다고 말했다. 나는 의사들은 원 래 작은 병도 크게 이야기하는 버릇이 있다며 며칠 후 정식 결과가 나오면 보자고 넘어갔다.

병원에 가다

…… 3일 후 정식 진료일. 피를 뽑고 소변을 받았다. 결과는 처음 보다 좋았다. 당뇨수치는 190선이었다. 3일 만에 100이나 떨어졌다. 3일간 나름대로 '시험공부'를 한 덕분이었다. 음식도 좀 조절하고 당뇨에 좋다는 행동도 했다. 수치가 너무 나빠 입원하라는 말을 듣 지 않기 위해 나름대로 준비를 했다.

담당의사는 아직 초기이기 때문에 약을 먹으면서 관리하면 괜찮다고 했다. 하지만 약을 먹지 않겠다고 했다. 어디서 누군가에게 들었는데 한번 약을 먹기 시작하면 계속 먹어야 한다고 했기 때문이었다. 지금도 그렇지만 의사의 말보다는 섣부른 의학지식의 돌팔이들을 더 믿는 경향이 있다. 그건 보통사람들도 다 그렇지 싶은데, 이제와서 생각하면 참 못된 버릇이다. 약을 먹지 않으면 안 되겠느냐는 말에 의사는 비교적 순순히 응해주었다. 자연관리가 사실은 가장 좋다는 말과 함께 대신 당뇨교육은 받으라고 했다. 주로 운동요법과 식이요법이었다. 나보다는 음식을 해주는 집사람이 알고 있는 것이 더 좋을 것 같아 집사람보고 교육을 받으라고 했다. 내가 생각해도 대단히 '불량한 환자'였지만 걷는 것만은 다른 사람을 시킬 수 없어서 그건 꼭 하기로 했다. 의사는 한 달 후 다시 한 번 상황을 살펴보자며 진료를 끝냈다.

걷는 것은 나쁘지 않았다. 6월의 밤은 걷기에 아주 좋았다. 처음에는 아침에 걸을까도 했으나 아침은 아무래도 바빴다. 일찍 일어나야 하고, 걷고 난 후 땀이 나면 씻어야 하고, 그러다 보면 여유가 없을 듯했다. 그때까지 보통 잠자리에 드는 시각은 새벽 2~3시경이었다. 일 마치고 집에 오면 빨라야 밤 12시여서 자연스럽게 취침시각이 늦어졌다. 새벽 2~3시에 잠들었다가 걷기 위해 아침 6~7시에 일어나면 피곤해서 다른 병이 생길지도 모를 일이었다.

취침시각을 늦추는 주범은 프로야구였다. 그 전에도 일찍 잔 것 같지는 않지만 1996년 체육부에서 프로야구를 맡게 되면서 늦게 잠드는 것이 버릇이 되었다. 4월에 시작해서 10월 말이나 되어야 완전히 한 시즌을 마감하는 프로야구는 내게는 끝도 없는 야간경기와의 싸움이다. 시즌 개막 직후 며칠을 빼고는 매일 저녁 6시 30분에 시작해서 10시가 넘어서야 끝난다. 경기를 뛰는 사람들은 자신의 경기가 끝나면 지든 이기든 그날 일은 끝나는 것이지만 프로야구 담당기자는 그렇지 않다. 하루 네 경기가 모두 끝나야 일을 마무리할 수 있다. 텔레비전 중계가 잡혀 오후 6시에 시작하는 게임이 있으면 그 한 시간 전에 일을 시작하고, 연장전을 치르는 경기가 있으면 그 시간이 최종마감이 된다. 경기가 끝났다고 해서 일이 끝나는 것도 아니다. 그날의 경기를 종합해서 마무리하려면 마지막 경기가 끝난 후 최대한 한 시간은 지나야 한다. 그러다 보니 매일 밤 11시가 넘어야 일이 끝나는데 마감에 애를 먹은 날이면 거의 예외 없이 술집을 찾거나 또 다른 재미있는 일을 찾게 된다. 마감 스트레스라는 게 생각보다 훨씬 대단하다. 그까짓것, 경기 내용이나 스코어 정리하는 게 무슨 스트레스냐고 할지 모르지만 시간과의 다툼이기 때문에 여간 속 썩는 게 아니다.

　술을 마시는 사람은 알겠지만 일단 술집에 가면 최소 두 시간이다. 별 이야기를 하지 않아도 시간은 정말 빠르게 간다. 술집 주인이 가게를 치우며 몇번씩 눈치를 주면 그제서야 마지못해 일어서는 경우가 많다. 그런 날이 일주일에 적어도 두 번은 된다. 그러니 집에 일찍 들어갈 수가 없고 일찍 잠자리에 들 수가 없다. 프로야구 시즌

중에는 약속도 밤 11시 이후에 잡을 때가 많다. 오늘은 일찍 끝나겠지 하고 밤 10시쯤 약속을 했다가 낭패를 본 일이 한두 번이 아니다. 약속이 없으면 대충 10시면 끝나던 것이 어떻게 알았는지 약속이 있으면 반드시 연장전을 치르는 경기가 생긴다. 프로야구 기자들이 가장 좋아하는 선수는 한창때의 선동렬이었다. 물론 인간성이 좋아 그런 것이기도 하지만 더 큰 이유는 공을 빨리 던지는데다가 선발이든 마무리이든 그가 마운드에 서면 시합이 일찍 끝나기 때문이다. 해태가 1점이든 2점이든 앞선 상황에서 선동렬이 마무리 투수로 마운드에 오르면 기자들은 서둘러 마감에 들어간다. 경기가 그대로 끝난다고 보면 되므로 그의 기록을 찾아냈다가 미리 기사를 작성한다. 대부분의 경우 예상은 그대로 들어맞아 경기가 끝나는 순간 기사를 송고한다. 하지만 될 일도 안 되는 때가 있듯이 묘하게도 약속을 잡아놓으면 철석같이 믿던 선동렬마저도 불을 지르는 경우가 있다. 동점을 내고 연장전을 치르는 흔치 않은 일이 생길 때가 종종 있었다. 그러니 연장전까지 끝나는 10시 30분 이후에 약속을 해야만 했다.

생활 패턴상 꾸준히 걷는 것은 밤에 하지 않을 수 없다. 밤길 걷기는 여유가 있었다. 오랜 올빼미 생활로 밤잠이 없어졌고 더러 기분 내키는 대로 더 걸어도 생활에 지장이 없었다. 혼자 걷기가 심심해서 집사람과 같이 걸었다. 모처럼 함께 걷는 길은 제법 운치도 있었다. 살아가는 이야기도 하고 아이들 커가는 이야기도 하면서 걷다 보면 어느새 한 시간이 훌쩍 지나갔다. 집을 나서면서 시간을 체크하고 30분 정도 가다가 다시 돌아오는 식으로 걸었다. 한 시간을 넘기는 경우도 있었다.

식이요법은 제대로 시행하지 못했다. 집에서 밥을 먹는 경우가 거의 없어서였다. 아침밥은 원래 먹지 않았고 점심, 저녁은 모두 밖에서 먹으니 집에서 기껏 당뇨에 좋은 음식이라고 해놓아봤자 소용없었다.

한 달 정도 정말 열심히 걸었다. 하루도 빼먹지 않았다. 주말엔 맘먹고 두세 시간을 걷기도 했다. 오랫동안 잊고 지냈던 자연의 본 모습을 보며 정신없이 살았던 세월에 대해 반성을 하기도 했다. 집사람은 힘들다며 한두 번 빠지더니 어느날부터는 혼자 걸으라고 했다. 하긴 그쪽도 나름의 생활이 있으니 매양 같이 걸을 수는 없었다. 자칫 자신의 생활리듬이 깨질 수도 있는 일이었다. 집사람이 빠지면서 걷는 패턴을 바꾸었다. 걸어서 출근하는 것이었다. 부암동까지 차를 타고 와서 자하문 터널 위의 고갯마루에서부터 회사까지 걷는 것이었다. 운동화와 옷을 따로 준비해야 하는 번거로움이 있지만 아무래도 자연을 바라보며 걷는 아침 길이 캄캄한 밤길보다는 나을 것 같아서였다. 시간도 그리 많이 잡아먹지는 않았다. 차를 타고 바로 회사에 출근하는 데 걸리는 시간은 30분이었다. 하지만 부암동까지 차를 타고 그곳에서 회사까지 걸으면 40분 정도 걸렸다. 부암동까지 차 타는 시간 10분을 더해도 한 시간 남짓이었다. 차를 타도 출근시간이 한 시간 넘게 걸리는 곳도 많으니 그 정도면 결코 시간이 많이 걸리는 편은 아니었다.

부암동에서 회사까지 오는 인왕산 길은 산책하기엔 더없이 좋았다. 우선 차가 많이 다니지 않아서 좋았다. 지나가는 길에 피고 지는 꽃들과 산새들, 그리고 수목들은 정신을 맑게 했다. 걷기는 일단 육체의 건강에 도움이 된다. 그건 의학계에서 여러가지 근거를 대며 자세하게 설명하고 있다. 하지만 무엇보다 금방 효과를 느낄 수 있는 걷기의 강점은 정신건강 측면에 있다. 바쁜 현대인들에겐 휴식과 여유를 주므로 건강상의 이유가 아니라도 걷는 것을 취미로 삼거나 생활화할 필요가 있을 것 같다.

그래, 걷자

...... 걸으면 보다 많은 것을 보게 된다. 인왕산의 그 길은 10년 이상 다닌 길이었다. 그러나 늘 자동차로 휙 지나갔을 뿐 자연이 간직하고 있는 수많은 보물들은 한 번도 보지 못했다. 천천히 걷다 보면 그동안 보지 못하고 지나친 자연현상들을 바로 앞에서 볼 수 있고 그 자연을 통해 잃어버렸던 생기를 보충할 수 있다. 생기는 몸뿐만 아니라 마음에도 찾아든다. 하루의 활력소가 됨은 물론이다.

걷다 보면 여유의 의미를 깨닫게 된다. 마음이 푸근해지고 부드러워짐을 절로 느낄 수 있다. 조급증이 사라지고 왜 그렇게 바쁘게만 살았는지 하는 마음이 든다. 일시적으로 그럴 수도 있지만 자꾸 걷다 보면 여유로운 삶에 대해 자기 나름대로의 결론을 내리고 보다 편안한 마음으로 자신 앞에 펼쳐진 인생길을 바라볼 수 있다.

걷는 시간은 사색과 명상의 시간이다. 처음 10분가량은 목적을 가지고 걷지만 어느새 생각에 빠지게 된다. 우리는 혼자만의 시간을 거의 가지지 못한 채 살아간다. 집에서는 가족과 어울려야 하고 직장에선 동료들과 시간을 보내야 한다. 복잡한 도심에선 싫어도 이런저런 사람과 어깨를 부딪혀야 한다. 혼자 있는 시간이 없다 보니 생각하는 시간이 없고 그러다 보니 무엇인가에 쫓기듯 허겁지겁 살아가곤 하는 것이다. 하지만 한적한 산길에서는 혼자만의 시간이 보장된다. 한 시간여를 걷다 보면 어느 시점에선 머리를 텅 비우게 된다. 텅 빈 머릿속에 다시 생각이 피어오르면서 이내 깊은 상념에 빠지게 되고 그럴 즈음이면 소위 정신통일이라는 것이 되어 머릿속이 맑아진다. 깊은 생각은 사람을 더욱 총명하게 만드는 법이니 굳이 책상다리하고 앉아서 명상수련이라고 따로 할 필요가 없다.

아주 짧은 순간이라도 집중은 대단히 유익한 것이다. 한창 낚시를 다닐 때였다. 그럴 만한 특별한 까닭도 없는데 낚시만 갔다 오면 정신이 맑아졌다. 왜 그럴까. 한참 후 그 이유를 알았다. 낚시, 특히 민물낚시는 기다림의 미학이다. 물고기를 잡으려고 가는 거지만, 사실

물고기는 잡지 못해도 그만이다. 혼자 앉아 있는 시간이 즐겁고 자연 속에 묻혀 있는 것이 즐겁다. 사실 자연을 24시간 지켜볼 수 있는 것은 낚시밖에 없을 것이다. 해질녘의 고즈넉함이야 어디서나 보고 느낄 수 있지만 깊어가는 밤이나 해 뜨기 전 황홀하게 피어오르는 물안개, 그리고 추운 밤을 보내고 맞이하는 아침 해의 그 따뜻한 정겨움은 낚시가 아니면 쉽게 접할 수 없다. 물론 저수지에 도착하기도 전에 멀리 물이 보이면 그날의 수확을 기대하는 마음에 가슴이 뛰지만 기대는 대부분 기대로 끝난다. 하루 종일 물고기 한 마리 구경 못하고 빈 낚싯대만 부둥켜안고 돌아오는 경우도 허다하다. 그런데도 머리가 맑아지는 것은 한순간의 집중 덕분이리라. 물속에 머리만 내밀고 있는 찌가 산들산들 움직일 때부터 고기를 잡아 올릴 때까지의 그 짧은 시간 동안에는 어떤 잡념도 머릿속에 들어오지 않는다. 그저 물고기 생각뿐이다. 그 시간은 그리 길지도 않다. 때론 찌가 심하게 곤두박질하는 걸 보면서 큰 기대를 걸지만 손가락만 한 놈이 올라와 혼자서 쓴웃음을 짓기도 한다. 그러나 그 순간이 바로 머리가 맑아지는 순간이다. 그야말로 무상무념이다. 바윗덩어리만 한 고민도 실타래처럼 얽힌 이 생각 저 생각도 그 순간에만은 다 사라진다. 머릿속을 한 번씩 비우는 순간이 있어서 고민하지 않아도 고민이 사라지는 것이다.

걷기와 함께 달리기도 건강비법 중의 하나로 꼽히면서 많은 사람들이 달리기를 한다. 달리기에 빠진 사람들은 해보지 않고선 그 맛을 모른다며 예찬론을 펴지만 내 생각엔 그건 네발 달린 짐승이나 하는 것이지 두 발 달린 동물이 할 것은 아닌 것 같다.

어쩌다 아침의 인왕산 길을 놓친 날은 퇴근시간을 이용했다. 그런 날은 집까지 두 시간여를 걸었다. 술을 한두 잔 걸쳐도 산길을 그렇게 걷다 보면 어느새 술은 다 깨고 집에 도착하면 몸이 땀으로 범벅이 되었다. 밤의 코스는 인왕산 길을 지나 부암동 뒷산을 거쳐 평창동 북한산 초입으로 향하는 것이었다. 달이 훤하게 밤을 밝히는 날의 그 코스는 한마디로 환상이었다. 처음 몇번은 길을 잃고 산속을 헤매기도 하지만 여러 번 반복한 다음부터는 원하는 길을 원하는 만큼 걸을 수 있었다. 밤길에서 조심해야 할 것은 집 나와 돌아다니는 개였다. 금방이라도 달려들 것 같아 겁이 났지만 가만히 보니 개들도 인적 드문 곳에서 만나는 사람을 무서워하고 있었다. 서로 못 본 척 지나가는 것으로 서로가 무서움을 잠재웠다. 산속 밤길을 걸을 땐 길가에 떨어져 있는 나무 막대기를 주워 가지고 다니면 크게 무서워 할 것은 없었다.

밤길에서 느낀 단상을 더러는 신문 한 귀퉁이에 꾸겨 넣기도 했다. 당시 부장으로 있으면서 「매거진X」 1면 왼쪽 위에 200자 원고지 1매 분량의 작은 '데스크의 창'을 매일 작성했다. 살아가는 이야기가 많은 편이었지만 걸으면서 불쑥불쑥 찾아드는 느낌을 적었다. 예를 들면 이런 것들이다.

2월 1일

땅 밑이 촉촉하다.

뭔가 살아 움직이는 것이 있다.

죽은 것 같은 꽃나무.

손톱으로 살짝 긁으니 물기가 제법 묻어난다.

얼음장 밑 물고기도 잰 걸음이고

흐르는 물소리도 경쾌하다.

보이진 않지만 훨씬 다른 느낌.

잔설 떨치고 길 나서기 위해 몸단장하는 봄처녀.

손길이 점점 분주하다.

추우니 안 추우니 해도 겨울은 겨울.

그러나 이젠 춥다 해도 겁나지 않는다.

2월이니까.

2월 12일

사는 것이 더 힘듭니다.

깊은 시름이 강물처럼 흐릅니다.

눈 감으면 떠오르는

아름다운 어머니 모습과 고향마을

가슴에 깃들인 그 뿌리가 없었다면

수십 번은 더 쓰러졌을 것입니다.

쌓인 아픔 씻어주는 고향의 마음과 바람.

언제 가고 못 갔는지 기억조차 희미합니다.

참나무 껍질처럼 단단하고 거친 어머니의 손.

그 손 그리워 이번 설엔 만사 제쳐두고 고향 갑니다.

3월 3일

남녘에 불어오는 춘풍.

죽은 듯 웅크리고 있던 가지가 참았던 숨을 몰아쉰다.

그곳에선 이미 매화, 산수유도 꽃망울을 터뜨렸다.

매화꽃 향기에 취해 기절할 듯한 봄.

그런데 어쩌란 말인가.

봄이 와도 봄을 느끼지 못하는 쪼들린 마음들.

기쁠 땐 비도 낭만이지만 서글플 땐 화사함도 짐이 된다.

잔인한 춘삼월.

3월 20일

뜨락에 봄이 내려왔다.

진달래는 푸르름을 머금었다.

붉은 기운이 감돈다.

옥잠화는 발톱을 내밀었다.

혹시 잊어버렸을까.

물망초도 살포시 고개를 들었다.
모란은 붉은 촉을 만들었고
영산홍도 봉오리를 맺었다.
새싹이 침입자인 줄 알았는가.
강아지가 하릴없이 짖어댄다.
살아 꿈틀거리는 봄 뜨락.

4월 8일

빛이 나는 새촉.
피었는가 싶었는데 어느새 지는 진달래.
하루살이가 잠자리에게 말을 걸었다.
한잔하자고 했더니 내일 보자고 했다.
하루살이는 비웃었다.
자식, 내일이 어디 있어.
잠자리가 참새를 만났다.
놀자 했더니 내년에 보자 했다.
잠자리가 코웃음을 쳤다.
멍청한 놈, 내년이 어디 있어.
차원이 다르면 생각도 다르다.
천년을 산다면 인생 칠십 고래희인
인간의 욕심 많은 삶이 어리석다.

7월 10일

바람 비에 씻긴 먼지와 때.

여름 하늘, 신록의 향기인가 싶다.

상큼한 무대, 신바람 난 매미가

7년 참았던 소리를 쏟아낸다.

모여 떠드는 그 소리가 시끄럽게 들리지 않는 것은

그들이 긴 기다림을 알기 때문이다.

여름 한철을 위해 숨죽였던 애벌레 2,600일.

특별한 곡조는 없어도 그래서 아름답다.

매미는 제 맘껏 소리를 내질러도 괜찮다.

9월 15일

가고 오는 계절.

북쪽 하늘에 기러기 뜨자

처마 밑 제비 떠날 채비 차린다.

우수수 갈바람 창가에 머무는데

이별이 아쉬운가 귀뚜리 울어 밤을 지새운다.

풀잎에 맺힌 백로 흰 이슬

코끝을 간질이는 국향.

먹이를 집어 나르는 산새.

머잖아 기울어질 풍경.

그러다 달빛 소리 없이 스며드는 머리맡 한 권의 시집.
정인이 떠나도 가을은 외롭지 않다.

매서운 칼바람에
한 개 남은 땡감마저 떨어졌다.
초록 옷 모두 털어내 외로운 나무는
밤새 몸을 뒤척거리며 운다.
찰랑이던 연못도 한순간에 얼어붙었다.
겨울이 모든 것을 앗아갈 듯
앙칼지게 논다.
그러나 가만히 들여다보면
바로 그때 나무들은 새순을 만들고 있다.
붕어들은 얼음 밑에서 살랑거린다.
겨울은 마지막이 아니라
내일을 위한 시작이다.

걷는 것과 함께 술을 대폭 줄였다. 하루가 멀다 하고 마셨으나 특별 관리 기간인 만큼 최선을 다했다. 동료들과의 대화가 원활하지는 않았지만 막상 음주 횟수와 주량을 줄이니 썩 나쁜 것만은 아니었다. 항상 맑은 정신이어서 모든 것이 계획했던 대로 잘 돌아갔다. 하지만 재미는 없었다. 아침에 오늘은 대충 이렇게 하자고 하면 그렇게 되었다. 그러나 인생이라는 게 어디 그런가. 더러는 망가져야 하는데 말이다. 정신없이 술을 마신 다음날 술병이 나서 하루 종일 컨디션이 엉망이어도 그렇게 한 번씩 하고 나면 새로운 기운이 돌았다. 그 기운으로 못했던 것을 더욱 야심차게 하면서 살았는데 도대체 헝클어지는 것이 없으니 꽤나 무미건조했다.

담배는 그냥 피웠다. 처음엔 좀 줄였지만 끊지 않고 줄이는 것은 의미가 없었다. 무슨 일만 생기면 다시 줄담배가 되고 말았다. 당시의 평균 흡연량은 대략 두 갑. 저녁 술자리를 없애는 바람에 담배 피우는 시간이 줄어들어 덜 피우긴 했지만 대세에는 변함이 없었다. 나중에 특별한 계기가 있어 담배를 딱 끊었지만 술은 줄이는 게 가능해도 담배는 줄이는 게 불가능했다.

그러는 사이 한 달이 훌쩍 지났다. 의사와 약속했던 한 달이었다. 자가진단만으로도 몸이 좋아진 것을 알 수 있었다. 다른 것은 몰라도 청량음료가 덜 당겼고 몸무게도 다시 60킬로그램에 다가가고 있었다. 혈당치는 130이었다. 의사는 열심히 관리한 효과가 있다면서 이대로 계속하면 특별히 약을 먹지 않아도 된다고 했다. 불과 한 달만에 당뇨를 졸업한 것이었다. 적어도 그때는 그런 줄 알았다.

'당뇨가 무섭다더니만 별것 아니구나'라는 생각을 했다. 이 정도라면 당뇨와의 전쟁에서 언제든지 이길 자신이 섰다. 당뇨 관리 덕분에 조금씩 있던 다른 병도 거의 사라졌다. 지방간을 달고 살았고 부정맥도 있었지만 운동 덕분이었는지 둘 다 몰라보게 좋아졌다.

당뇨가 오히려 고마웠다. 당뇨 덕분에 다른 병까지 물리쳤고, 모처럼 가족과의 대화 시간도 가졌으니 말이다.

금오 김홍경

...... 이런 이야기를 오랜만에 만난 '재야 한의사' 금오 김홍경 씨에게 했다. 그랬더니 원래 병은 마음에서 가장 먼저 생기는 것이라며 편안한 마음으로 당뇨를 만나고 그것을 즐기면 어떤 병도 치유할 수 있다고 했다. 한의학이 추구하는 것도 자연치유라며 아주 훌륭한 환자라고까지 했다. 그는 자연치유, 마음치유를 내용으로 한 『내 몸은 내가 고친다』 라는 책을 내기도 했다. 몸과 마음은 둘이 아니라는 신심불이身心不二를 강조했지만 당뇨는 그렇게 쉽게 낫는 것이 아니고 당뇨 그 자체보다는 그것이 장기의 기능을 망쳐 합병증을 불러오므로 계속해서 몸으로 관리하고 마음으로 조심해야 한다고 충고했다.

금오 선생은 「매거진X」 프론트(1면) 인물로 소개한 것이 인연이 되어 그 후로 관계를 맺어왔다. 처음 그를 알게 된 것은 금오 선생으로부터 교육을 받은 신세대 한의사를 취재하면서였다. 그 신세대 한

의사의 기사 중에 '사암침법 40일 강좌' 에 대한 내용이 나오는데 훈련과정이 보통이 아니었다.

　금오 선생이 사암침법에 빠진 것은 경희대 한의대를 졸업하고 대전에서 개업을 했을 때였다. 어느 비 오는 날 뚱뚱한 여성이 한의원을 찾았다. 남편의 등에 업혀서 들어온 그 부인은 어쩐지 이곳에선 자기를 낫게 할 수 있을 것 같은 느낌을 받았다며 제발 살려달라고 애원했다. 허리가 심하게 아파 한의원은 물론 일반 병원까지 찾아다니지 않은 곳이 없다고 했다. 한의원은 침을 놓았고 병원에서는 디스크가 심하다며 수술을 하자고 하더라는 것이었다. 그러나 수술은 마지막이라는 생각 때문에 도저히 하기 싫다며 어떻게든 허리 한번 펴고 살게 해달라고 매달렸다. 용하다는 곳은 다 돌아다녔다는 부인은 '믿는다' 라는 한마디를 남겼고, 그 말에 정신이 번쩍 든 그는 짧은 순간 머리를 굴렸다. 추측건대 일본식의 대롱침법이나 보통의 침으로는 안 될 것이고 그렇다면 뭔가 특별한 시술을 해야 했다.

　그때 얼핏 눈에 들어오는 것이 있었다. 먼지가 뿌옇게 쌓인 『사암도인 침구요결舍岩道人鍼灸要訣』이었다. 사암침법은 전설 속의 침법이었다. 대학시절 교수도 "사암침법은 난해하고, 심오하고, 신비하여 감히 손대기가 두렵다" 며 한 시간 정도 소개하는 걸로 끝냈다. 왜 하필 갑자기 사암침법이 생각난 것인지. 후일 그는 아마도 사암도인이 후학을 위해 오래전부터 만들어놓은 인연일지도 모른다는 생각을 하곤 한다고 했다. 어쨌든 책의 「요통」 편을 펼쳐 들었더니 현재 상황을 본 듯한 문구가 적혀 있었다.

척추가 끊어지게 아플 때에는 대장大腸정격을 활용하라.

머리가 복잡해졌다. 한의학 이론상 요통은 신허요통이 주를 이루는데 대장이 허할 때 쓰는 대장정격을 쓰라니. 아픈 곳을 찌르는 것으로 치료를 해왔던 그로서는 도저히 이해할 수 없었지만 달리 방법이 없었다. 그 사이에도 환자는 아프다고 난리를 치고 보통 침으로는 될 것 같지 않고. '에라, 모르겠다' 라는 심정으로 그는 수양명 대장경락을 세 차례 보했다. 침을 놓으면서 그는 무슨 쇳소리를 들은 것 같았다. 한의계에 내려오는 신침 이야기로는 진단만 맞아떨어지면 쇳소리가 난다는데 그것인지도 몰랐다.

과연 그런 걸까. 침술이 끝났을 때 그 부인이 긴 숨을 몰아쉬더니 놀랍게도 앉는 것이 아닌가. 단 한 번에 차도가 있다니 그 자신도 믿을 수 없었다. 그러니 그 부인은 오죽했겠는가. 그녀는 이후 부축 없이 한의원을 다녔다. 그러고는 천하에 둘도 없는 명의가 나타났다며 동네방네 소문을 내고 다녔다. 소문은 소문을 낳았고 그는 일약 침술의 대가가 되었다. 한의원은 문전성시를 이루었다. 특히 좌골 신경통을 수반한 척추 디스크 환자들이 줄을 이었다. 병세가 심하지 않은 환자들은 대부분 차도가 있었다. 그건 사암침법이 아니라도 낫는 것들이었다. 그러나 그 부인과 같이 심한 경우를 다시 만났을 때 사암침법은 더이상 효력을 발휘하지 못했다.

왜 그럴까. 금오 선생은 책을 펴놓고 연구에 연구를 했다. 하지만, 원리를 모르니 매일 들여다본들 그저 시간 죽이기에 지나지 않았다. 그는 명의라고 자만했던 스스로를 질타하며 한의원의 문을 닫았다. 본격적으로 사암침법을 연구하기 위해서였다. 산문에 들어서기도 하고 시골의 무허가 한약방에서 일을 도와주기도 하며 세월을 보내던 중 불현듯 깨닫게 되었다.

처음 만난 부인 환자는 뚱뚱했지만 다음에 만난 환자는 마른 편이었다는 사실이었다. 뚱뚱한 사람과 마른 사람은 체질이 다르고 체질이 다르면 약도 달리 써야 하지만, 침 놓는 방법이나 자리도 다르다는 것을 이해했다. 그것을 깨닫고 난 후 다시 『사암침구요결』을 보니 비로소 원하던 것이 보이기 시작했다. 큰 흐름은 같지만 사람마다, 그리고 병세에 따라 놓는 부위가 달라야 하는 것이었다. 뚱뚱한 사람이 다르고 마른 사람이 다르고 열이 있는 사람이 다르고 한기가 있는 사람이 다른데 그는 그 모든 사람을 한가지로 다룬 것이었다. 그 간단한 사실을 깨닫는 데 꼬박 10년이 걸렸다. 금오 선생은 다시 본격적으로 사암침법에 빠졌다. 전에는 도통 보이지 않던 것이 훤히 보이기 시작했다. 하나를 알고 둘을 알게 되니 전체가 다 보였다. 환자들을 상대로 또, 자신을 실험체로 하여 침을 꼽았더니 신통하게 들어맞았다.

몇년 후 EBS 한의학 강좌로 유명해진 그를 다시 인터뷰하면서 사암침의 효력을 눈으로 직접 확인한 적이 있었다. 비 오는 날 뒷짐을

지고 걷다가 넘어지면서 손과 팔을 다친 동료가 있었다. 병원에서 물리치료를 했지만 2주가 지나도 여전히 퉁퉁 부은 손을 못 펴고 있었다. 인터뷰 하는 장소에 그 동료와 함께 나갔다가 사정을 이야기 했더니 마침 침을 가져왔다며 아픈 손과 반대의 발을 붙잡았다. 정확하게 대각선 부위였는데 제법 긴 침을 전혀 아프지 않은 반대편 발에다 놓고 기다려보자고 했다. 인터뷰는 두어 시간 이어졌고 그 사이 신기한 일이 벌어졌다. 퉁퉁 부은 손이 한 20분 지나자 가라앉았고 꼼짝도 못하겠다고 한 동료의 손이 30분쯤 후 꼼지락거릴 수 있는 정도가 되었다. 그리고 인터뷰가 끝날 때쯤에는 언제 그랬냐는 듯 거의 멀쩡했다. 병원에 가서 부목을 대고 부분 깁스를 하려고 했던 그 동료는 그 침 한 방으로 치료를 끝냈고 사흘쯤 후에 모든 것이 멀쩡해졌다.

『사암침구요결』을 깨달은 금오 선생은 이것을 전파하기로 했다. 어쩌다 인연이 닿아서 알게 되었지만 혼자만의 지식으로 감춰두는 것은 일반 대중을 생각했던 수백 년 전 사암 선생의 참뜻을 욕되게 하는 것이라고 생각했다. 시골 폐교를 빌려 여름방학 40일 동안 사암침법 강의를 시작했다.

한의대생이면 누구나 들을 수 있었지만 수료생은 많지 않았다. 처음 일주일 동안은 정신교육을 주로 했다. 낮에는 근처 민가에서 봉사활동을 해야 했다. 돈은 받아선 안 되지만 감자 등 먹을 것은 받아 그것으로 끼니를 대신했다. 낮에는 일하고 밤엔 한의사의 길에 대해

교육을 받았다. 편하게 공부만 하던 학생들은 낮의 육체노동으로 이미 파김치가 되어 있었다. 향학열이 불타올랐지만 집채만 한 파도처럼 밀려드는 졸음을 참기 힘들었다. 새벽 2시에서 3시가 되면 졸다 못해 눕기까지 했는데 그럴라치면 금오 선생의 매가 사정없이 찾아들었다. 그날 배운 것을 익히지 못하면 바로 퇴교조치를 내렸다. 한창 먹을 때의 학생들이 한 끼 감자 세 개로 만족하지 못하고 음식에 손을 대면 역시 퇴교였다. 일주일 정도 지나면 남아 있는 학생보다 떠나거나 쫓겨난 학생이 더 많았다. 일주일이 지나도 사정은 달라지지 않았다. 혹독한 교육이었으나 워낙 사암침법에 매료된 학생들이라 해가 갈수록 40일 강좌를 들으려는 사람이 늘어났고, 강좌는 오랜 세월 계속되었다. 금오 선생은 무사히 강의를 마친 학생들을 데리고 의료봉사를 다니는 것을 낙으로 삼았으나 제도권 한의사들은 그런 선생을 못마땅해했다. 그가 사이비라거나 그의 의료가 근거가 없는 행위라며 그를 축출해야 한다고 떠들었다. 그러나 학생들은 돈 한 푼 받지 않고 그의 10년 공부를 아낌없이 전수해주는 그에게 빠져들었다.

세상에 이런 사람이 다 있을까 싶어 지면을 통해 소개하면서 친분을 쌓았다. 여러가지 몸에 대한 상식을 많이 들었지만 두고두고 기억하는 것은 기껏 세 가지 정도이다. 하나는 두한족열頭寒足熱. 머리는 차갑게 하고 발은 따뜻하게 해야 한다는 것이다. 다른 하나는 병은 마음에서 오는 것, 즉 스트레스가 가장 큰 요인이니 마음을 다스리는 것이 병을 멀리하는 비결이라는 것이다. 그래서 의사 중에서도 마음을 치료하는 의사가 최고의 의사라고 했다. 의사는 모름지기 심칠정지부침審七情之浮沈, 기쁘고喜, 화나고怒, 슬프고哀, 즐겁고樂, 사랑하고愛, 싫어하고惡, 탐하는慾 일곱 가지 감정의 뜨고 가라앉음을 잘 살펴야 한다는 것. 또 다른 한가지는 병에 걸리면 습관을 바꾸라는 것이었다. 먹는 것, 행동하는 것에 따라 병이 생기므로 어떤 병에 걸리면 자기가 그때까지 먹던 것과 반대되는 음식을 섭취하고, 행동 역시 반대로 하는 것이 좋다고 했다. 서서 일을 많이 하는 사람은 앉는 것이 좋고, 앉아서 일을 많이 하는 사람은 자주 움직이면 좋다는 이야기였다. 간단하지만 대단히 훌륭한 비법이라고 생각했다. 그의 말을 명심했다가 훗날 본격적인 당뇨치료기에 접어들었을 때 실천하니 효과가 썩 좋았다.

담배를 끊다

······ 당뇨와의 첫 대면에서 별 어려움 없이 이긴 터라 조심을 하면서 다시 당뇨 관리 전의 일상으로 돌아갔다. 이제 확실한 방법을 알기 때문에 또 발병한다 해도 문제될 건 없다고 판단했다.

1999년 3월, 2년 6개월여의 「매거진X」 부장을 마치고 체육부장 일을 맡았다. 현장경험이 풍부한 편이라 데스크의 일도 그리 힘들지는 않았다. 「매거진X」와는 달리 체육부는 정해진 스케줄대로 기사가 나오고 본 대로 기사를 작성하면 되므로 머리 쓰는 일이 상대적으로 적었다. 늦은 밤까지 시간과의 싸움을 벌이는 일이 지겨웠지만 원래 그런 생활에 익숙해 있던 터라 별다른 문제는 없었다. 체육부의 주 근무시간대는 밤이었다. 대부분 프로경기가 밤에 열리는 데다 국제대회의 경우 유럽에서 많이 열리는데 우리와의 시차가 8시간 정도여서 야간 마감이 대부분이었다. 일은 늦게 끝났지만 술 먹을 시간이 제한되어 있어 그 점은 오히려 당뇨에 유리했다.

　특별한 자각증상 없이 1년여의 세월이 지나갔고 그 사이 편집국 부국장이 되었다. 문화와 「매거진X」를 담당하는 부국장이었다. 신문사 부국장의 역할은 커 보이지만 실제로 품을 파는 일은 많지 않다. 부장 중심제이기 때문에 별도 회의를 주재하고 부서간 충돌이 있을 때 큰 틀에서 그것을 조정하는 정도이다. 하는 일이 별로 없는 것 같으면서도 전혀 없는 것이 아니고, 있을 땐 별로 존재가치가 없는 것 같은데 막상 없으면 일이 생기거나 하여 아쉬운 묘한 자리이다. 가끔가다 칼럼이나 쓰면서 이곳저곳 기웃거리는 게 전부지만 어쨌든 월급 주면서 놀리는 법은 없으니 뭔가를 꾸준히 해야 했다. 또 사람이 일을 만드는 것이어서 나름대로 바쁘기도 하다. 하지만 취재기자나 부장에 비하면 상대적으로 일이 적다. 일이 적어야 기획도

할 수 있으므로 부국장이 일을 너무 많이 하는 것도 사실 바람직한 현상은 아니다.

틈나는 대로 걷기는 꾸준히 했다. 당뇨를 위해서가 아니라 걷는 것 자체가 좋아 걸었다. 걷기 전에는 미처 보지 못했던 것들이 계속 보였다. 그러다 아주 우연히 담배를 끊었다. 2000년 1월쯤이지 싶다. 9시 저녁 뉴스를 보는데 또 담뱃값을 올린다는 것이었다. 연이어 담뱃값을 올릴 때였다. 당시 피우던 담배는 88이었다. 비교적 독한 담배를 선호하는 편이었는데 그 전에는 솔을 피웠고, 또 그 전에는 거북선을 피웠고, 거북선 전에는 청자였던 것 같다. 새로운 담배가 나와도 좀처럼 바꾸지 않았고 그 담배가 없어지면 그중 독한 것을 찾았다. 88은 900원일 때부터 피웠지 싶다. 그 가격은 한동안 변하지 않았다. 그런데 금연권 운운하면서 연신 담배에 세금을 붙이더니 하루가 멀다 하고 담뱃값을 올렸다. 1,000원으로 올릴 때까지만 해도 참았다. 기분은 좋지 않았지만 거스름 동전 100원이 귀찮을 때도 있었기에 별 저항을 하지 않았다. 그러나 이내 1,100원으로 올릴 땐 무척 기분이 나빴다. 동전이 없으면 1,000원짜리를 하나 더 내고 동전을 잔뜩 받는 것이 못마땅했다. 1,100원이었지만 2,000원이나 크게 다름없었다.

정부가 하는 일이 못마땅해 양담배를 샀다. 그 전까지 내 돈을 내고 양담배를 산 적이 단 한 번도 없었다. 양담배를 피우지 않는 것도 나름대로 작은 애국이라고 생각했던 모양이다. 양담배가 수입되기 전에 나라에서 국산담배 애용을 부르짖었는데 아마도 그런 캠페인 탓인 듯했다. 은근히 화가 나서 수년간 피웠던 88을 버리고 필립모리스 등 양담배를 골라서 피웠다. 하지만 양담배는 그리 오래가지 않았다. 그게 그건데 그래도 우리 것을 피우는 게 낫지 않겠느냐는 나름의 판단이었다. 그러면서 한가지 결심을 했다. 한 번만 더 담뱃값을 올리면 대한민국 정부에 세금을 내는 담배는 절대로 피우지 않겠다는 것이었다. 처음엔 국산담배에만 해당사항이 있는 줄 알았는데 양담배에도 우리가 세금을 붙이는 것이어서 결국은 우리나라 안에선 담배를 피우지 않아야 한다는 결론이 되고 말았다. 그게 99년이었던 것 같은데 새해가 되자 또 담뱃값 인상을 들먹였다. 그러고는 1월 5일쯤인가 결국 88담배의 가격을 1,300원으로 올리기로 했다는 것이었다. 세금을 더 얹어서. 뉴스를 들으면서 바로 담배를 버렸다. 있는 담배까지는 피울까 했으나 부아가 나서 그마저도 싫었다. 다음날 담배인삼공사 홍보실에 전화를 걸었다. 건강상의 이유나 금전적인 이유가 아니라 조세저항으로 담배를 끊은 사람도 있다는 사실을 통계수치에 반드시 넣어달라고 말하기 위해서였다. 그게 무슨 대수고 그들에게 그런 말을 해봤자 무슨 소용이겠느냐마는 어쨌든 그렇게 하고 싶었다.

내가 담배를 처음 피운 것은 1971년 10월 탑골공원에서였다. 당시에도 고등학교 고학년들은 담배를 곧잘 피웠다. 골초들은 쉬는 시간만 되면 부지런히 화장실로 달려가 한 대씩 빨고 돌아왔다. 그러다가 선생님한테 걸리면 오지게 맞기도 했지만 이미 담배를 익힌 친구들은 오불관언이었다. 나는 그것이 싫었다. 담배 자체가 싫은 것이 아니라 몰래 숨어서 피우는 것이 싫었다. 자존심을 구기는 일이고 구차한 일이라고 생각했다. 거리낌 없이 담배를 피울 수 있는 대학생이 되어서도 배우지 않은 것이라 손에 대지 않았다. 그랬던 담배인데 박정희 정권이 대학생들의 잇단 데모를 이유로 위수령을 내렸고 학교엔 학생 대신 군인들이 총칼을 들고 지켰다. 그때의 그 분노와 서러움은 매우 컸다. 무엇이 우리를 그토록 화나게 했는지 지금은 아득하지만 당시엔 모든 것을 잃은 것처럼 울분을 금치 못했다. 속에서 천불이 나고 있는데 친구 유세환이 담배를 권했다. 담배를 피우면 그래도 마음이 안정된다고 했다. 설마 그럴까 싶었는데 피워 보니 마음이 정말 가라앉는 것 같았다.

처음 담배를 피우게 되면 연기 때문에 기침을 하곤 한다지만 그런 것도 없었다. 담배가 체질에 딱 맞았다. 첫날부터 한 갑씩 피웠다. 어떤 때는 담배가 피우고 싶어서 모두가 잠든 밤까지 참고 기다렸다가 캄캄한 마당에서 한 개비 물기도 했다.

마음을 가라앉힐 때도 좋았지만 담배 연기도 멋있었다. 햇빛이 잘 드는 다방 구석에서 가냘프게 피어오르는 연기는 환상적이었다. 푸른 기가 살짝살짝 감도는 연기는 작은 시름마저 날려 보냈다. 당시만 해도 흡연가들은 아무 데서나 담배를 피울 수 있었다. 버스 안은 물론이고 영화관에서도 마구 연기를 뿜어냈다. 늦게 배운 도둑질이 날 새는 줄 모른다더니, 틈만 나면 담배를 물었다. 빗속에서도 피우고, 눈 속에서도 피우고, 기뻐도 피우고, 기분 나빠도 피우고, 술 마실 때도 피우고, 그냥 앉아 있을 때도 피우고, 감기에 걸려 담배가 나무토막처럼 아무 맛이 없을 때도 줄기차게 피웠다.

담배라는 것이 참 희한했다. 그 한 개비로 모든 것이 해결됐다. 일어나자마자 피우는 기상 담배는 잠을 깨게 했고, 잠자리에 들어 피우는 취침 담배는 잠이 들게 했다. 똑같은 한가지로 그처럼 다양하게 마술을 부릴 수 있는 것은 아마도 담배밖에 없을 것이다. 시도 때도 없이 피워대니 자연 흡연량은 늘 수밖에 없었다. 배운 지 얼마 지나지 않아 하루 두 갑 이상을 피워댔다. 낭만과 여유의 상징인 담배. 그래서 그동안 단 한 번도 끊자고 마음먹은 적이 없었다. 기자생활을 시작한 이후엔 원고를 쓴답시고 더 많이 피워댔다. 경향신문이 석간이었던 시절, 무려 반 보루를 피운 적도 있었다. 석간기자는 아침 일찍 출근한다. 평균 출근시간이 대략 오전 7시. 오후 7시가 되면 하루의 일이 일단 끝나는데, 그날은 쓸 것이 많아 아침 6시쯤 출근했다. 그리고는 회사에서 쉴 새 없이 피우고, 저녁엔 술자리가 밤 12시까지 이어지는 바람에 또 피우고. 담배를 피울 수 있는 시간이 20시간 정도였으니 많이 피울 수밖에 없었지만 그렇게 피워댔는데도 목이 칼칼하다든가 담배 맛이 없다든가 하는 증상이 없었다. 결혼 후

분가를 했을 땐 집 안 곳곳에 담배와 재떨이를 비치했다. 담배를 피우고 싶을 때 찾는 번거로움을 없애기 위해서였다. 안방 창가에 한 갑, 마루에 한 갑, 화장실에 한 갑, 그리고 잘 안 보이는 곳에 또 한 갑. 시간도 절약하면서 혹시 담배가 떨어지는 것을 막자는 취지였다.

근 30년간 하루 평균 두 갑 이상 피웠으니 의사들 말대로라면 폐가 심하게 망가져야 했다. 하지만 나이 들어 건강진단을 해보면 언제나 폐만은 새것처럼 깨끗했다. 담배연기가 혈관으로 들어가 피의 흐름을 막는다는 이야기는 10년 전까지만 해도 별로 하지 않았으므로 아주 양질의 폐를 가지고 태어난 것을 기분 좋아하며 변함없이 담배를 즐겼다. 요즘 의사들은 술보다 담배가 더 나쁘다며 무조건 피우지 말 것을 권한다. 그건 아마도 술은 시간을 정해놓고 마시지만, 담배는 아무 때나 피우기 때문이 아닌가 여겨진다. 담배가 나쁘다는 것은 의학적으로 이미 증명되었으니 새삼 그렇지 않다고 우길 생각은 없다. 하지만 세계적인 장수촌의 할머니들이 담배 피우는 것은 어찌 설명해야 하나. 일본의 오키나와도 노인들의 천국이다. 언젠가 취재차 오키나와에 일주일간 머문 적이 있는데 가장 인상적인 것이 키 작은 할머니 몇몇이 둘러앉아 완전히 꽁초가 될 때까지 담배를 빨아대는 모습이었다.

지금도 담배가 몸에 해롭다는 사실을 인정하지만 쉽게 동의하지는 않는 편이다. 몸에는 나쁠 수 있지만 정신적인 건강에는 결코 나쁘지 않음을 믿고 있기 때문이고 괜히 담배를 끊으려고 애를 쓰면서 스트레스를 받기보다는 몸이 허락할 때까지는 즐기는 것도 괜찮지 않을까 하는 생각을 지니고 있기 때문이다.

담배를 끊어보니 건강상의 이유 말고 좋은 점이 몇가지 있기는 했다. 우선 주변이 깨끗했다. 담배를 피우면 재가 여기저기 떨어질 수밖에 없다. 같이 피우는 입장에선 잘 모르지만 그렇지 않은 사람들의 입장에선 그것도 흉이 됐을 터인데 더이상 그런 일은 없었다. 냄새도 좋아졌다. 담배를 피울 땐 잘 몰랐는데 막상 끊고 나니 금방 담배를 피운 사람의 입에서 나는 냄새가 썩 좋진 않았다. 집의 방이나 차 안도 깨끗해지면서 냄새도 나지 않았다. 담배를 피우는 방은 언제나 시골 노인의 냄새가 났다. 운전대만 잡으면 담배를 입에 무는 습관 때문에 차 안도 항상 퀴퀴했는데 담배를 끊은 후에는 깔끔해졌다. 그렇게 생각해서 그런지 모르겠지만 아침 잠자리도 가뿐한 것 같았다. 눈 뜨고 누워서 보내는 시간이 전엔 10여 분 정도 되었는데 어느날 되돌아보니 그런 증상이 없어졌다. 또 한가지는 주량이 늘었다는 점이다. 좋다고 해야 할지 그렇지 않다고 해야 할지 헷갈리지만 털어 넣는 술의 양이 느는 것만은 확실했다.

담배를 끊는 일은 말처럼 그렇게 어렵지도 않았지만 쉽지도 않았다. 처음 며칠은 별 문제가 없었다. 담배를 입에 물고 다니며 피우지는 않았다. 심심하면 빈 담배를 한 번씩 빨곤 했다. 속 모르는 주위 사람들이 불을 붙여주려고 하면 금방 피웠다고 했다. 담배를 끊을 때 주위에 알려 도움을 받는 것이 좋고 그를 통해 결심을 확고하게 하는 것이 좋다고 했지만 굳이 그럴 필요를 느끼지 않았다. 그냥 끊으면 되지 알릴 것까지야 뭐 있겠는가. 담배를 끊는 사람들이 보통 하는 주전부리도 하지 않았다. 사탕이나 뭘 먹을 거면 차라리 담배를 계속 피우고 말겠다고 미리 자신에게 다짐을 했던 터였다.

한 달이 지났다. 첫 고개는 넘긴 셈이었다. 그러나 주위에선 어림 없다고 했다. 3개월, 아니 6개월은 지나야 반 성공이라고 했다. 그동안에도 고비는 있었다. 담배가 가장 맛있을 때가 고비였다. 아침 담배, 취침 담배, 식후 연초, 그리고 술자리, 섹스 후, 글 쓸 때와 심심할 때였다. 기상 및 취침 담배는 그럭저럭 잘 넘겼다. 이미 피웠다고 생각하니 굳이 찾지 않게 되었다. 하지만 밥을 먹고 난 후는 쉽지 않았다. 담배를 한참 많이 피울 땐 밥을 먹는 중간에도 한 대씩 피웠다. 술자리와 섹스 시에도 참을 만했다. 가장 어려운 것이 심심할 때와 원고를 작성할 때였다. 흔히 니코틴에 인이 박여 금연이 어렵다고들 하지만 내 생각에 담배는 습관 같다. 피워야 할 때 피워줘야 하는데 느닷없이 쉬어버리니 머리가 말을 듣지 않고 저항하는 것이 아닌가 싶다. 정서불안을 느낄 정도였지만 조금 전에 피웠음을 내 머릿속에 강조하면서 넘어갔다. 원고를 쓸 때는 고역이었다. 담배를 끊자고 마음먹은 후 처음 만난 원고가 200자 원고지 25매로 한 면을 다 쓰는 란이었다. 2~3주에 한 번씩 쓰는 '경향이 만난 사람'이었다. 한 사람을 만나 쓰는 인터뷰 기사지만 일문일답식이 아니라 그 사람의 일생을 충분히 녹여내야 하는 인물탐구 형식이었다. 만난 사람은 현재 중앙대 총장으로 있는 박범훈 씨였다. 우리 국악계의 대부일 뿐 아니라 중국, 일본에서도 실력을 인정하는 보배 같은 사람이다.

평소 그 지면을 맡으면 2~3일 전에 인터뷰해서 일요일 아침 10시쯤 글을 쓰기 시작한다. 대략 원고 작성 시간을 4~5시간으로 잡고 역으로 계산해서 일을 하면 늦어도 오후 3시면 끝을 낸다. 평균 오후 2시면 대충 마무리를 했다. 하지만 그날은 그 시간에 써 낼 자신이 없었다. 전날 미리 쓰는 방법이 있지만 그러긴 싫었다. 어차피 붙잡고 있어봤자 마감시간이 다가오지 않으면 글이 나가지 않기 때문이다. 새벽밥을 먹고 아침 6시에 출근했다. 텅 빈 편집국에 앉아 원고 작성에 들어갔다. 담배 한 갑 정도가 들어갈 분량의 원고를 그냥 쓰자니 도대체 진도가 나가지 않았다. 한 줄 쓰고 나서 막히면 밖에 나가고, 다시 들어와 한 줄 쓰고 나면 생각이 나지 않아 또 밖에 나갔다. 나가선 자판기 커피를 마시거나 물을 들이켰다. 평소 피우던 담배 분량만큼의 커피를 마셨지 싶다. 그렇게 했는데도 진도는 나가지 않고 그 자리에서 맴돌았다. 점심까지 생략하면서 썼음에도 보통 마감시간인 오후 2시까지 10장을 채 못 썼다. 그래도 마감은 하게 돼 있는 법. 최종 마감시간인 오후 5시가 넘어가자 글에 속도가 붙기 시작했고 결국 5시 20분쯤 완성된 원고를 넘겼다. '완성'이라고 했지만 사실 뭘 썼는지 도무지 생각이 나지 않았다. 평소 같으면 2,000여 자를 다 기억하지는 못해도 큰 줄기는 알고 있고 그 자리에서 다시 쓰라고 해도 비슷하게 써내는데 담배 없는 원고지 25매는 첫 자와 마지막 자밖에 생각나지 않았다. 뭘 썼는지도 모르는데 원고는 보나 마나 형편없을 것 같았다. 신문이 나올 때까지 적잖이 걱정이 되었다. 하지만 막상 편집된 원고를 보니 그렇게 흉악하지는 않았다. 대충 쓸 것은 쓴 것 같고 표현도 그리 뒤떨어지지 않았다.

그날의 고비를 끝으로 지금까지 담배는 잊고 산다. 담배를 끊으면 냄새도 싫다는데 그렇진 않다. 옆 사람의 담배 피우는 모습이 볼 만하고 그가 뿜어내는 연기의 냄새도 아련한 추억처럼 향기가 있다. 담배를 안 끊어도 되는 걸 그놈의 세금정책 때문에 괜히 끊었다는 생각을 그래서 요즘도 가끔 한다.

굿을 해야 한다고?

…… 당뇨 때문은 아니지만 담배를 끊었으니 당뇨도 좋아하겠다 싶었다. 처음 당뇨를 알게 된 후 3년여가 흘렀다. 몸무게는 60킬로그램을 유지했다. 많이 나갈 때에 비해 3킬로그램가량 빠졌으나 컨디션은 그게 더 좋았다. 아랫배도 들어가 여러가지로 좋았다. 걷기는 비교적 꾸준히 했다. 당뇨 증상도 많이 사라졌다. 사실 관계를 떠

나 적어도 그렇게 느꼈다. 그러던 어느날 좋아하는 후배가 어디를 같이 가자고 했다. 어디냐고 했더니 가보면 안다고 했다. 나를 꼭 만나고 싶어하는 사람이 있다는 것이었다.

토요일 오후, 후배를 따라 강남의 모 커피숍에 갔다. 바싹 야윈 20대 초반쯤의 한 처녀가 우리를 맞이했다. 느낌이 좋지는 않았지만 우리가 만나야 할 사람이 그 사람이라고는 생각지 않았기에 그냥 이 말 저말을 했다.

"전 이 세상에 없는 사람이에요. 사주로 보면 저는 죽은 사람이죠. 열여덟에 가야 했는데 어찌어찌하다가 이렇게 몇년 더 살고 있어요. 이미 수명이 다했기 때문에 언제 갈지도 모르고요."

웃기지도 않는 여자군. 그런데 무슨 말이 하고 싶은 거지. 온다는 사람은 왜 안 오는 거지.

"형, 이분입니다. 형을 만나고 싶다는 사람이. 대단한 분입니다."

대단하긴 뭐가 대단해. 별 볼일 없구먼.

"선생님은 참 좋으신 분 같은데. 늘 좋은 사람들만 액운이 끼는 것 같아서 안타까워요. 건강이 안 좋으신 편이죠? 조심해야 합니다. 건강을 잃고 나면 다 소용없습니다. 이번 고비만 잘 넘기시면 아주 훌륭하신 분이 될 것 같은데…."

아니, 점쟁이잖아. 무당인가.

"선생님 얼굴이 보이지 않아요."

"그게 무슨 말입니까. 얼굴이 안 보이면 죽는다는 겁니까?"

"그게 아니고요. 풍을 맞아서 얼굴이 돌아간다는 거죠. 여름이 가기 전에 일이 터질 것 같아요. 명산을 찾아서 굿을 하면 되니 너무 걱정하지는 마세요. 제 말을 듣고 죽을 고비를 넘긴 사람들이 많아요. 방송에 나오는 누구누구(이름을 구체적으로 밝혔지만 프라이버시 보호상 생략)도 제가 말려서 교통사고를 면했고요."

"형, 저도 경험이 있어요. 그래서 지금은 일이 있을 때마다 이분한테 자문을 받습니다. 그 후론 모든 것이 잘 풀려 나갑니다. 꼭 해야 합니다. 건강을 잃고 나면 돈이 무슨 소용이 있습니까."

"그건 그렇지만, 굿을 하자면 돈이 많이 들 텐데…."

"제가 좋아하는 분이 소개했으니 꼭 필요한 비용만 대세요."

"그게 얼맙니까."

"선생님은 집안에서 아주 중요한 분입니다. 3대의 운명을 책임지고 있습니다. 선생님이 잘못되면 선생님의 아버지와 아들까지 불운해집니다. 명산 세 곳에서 할 경우 3천만 원 이상 들지만 2천만 원에서 어떻게 해보도록 하죠."

봉변도 그런 봉변이 없었다. 그저 만나고 싶다고 해서 아무 방비 없이 왔는데 2천만 원짜리 굿이라니. 그것도 안 하면 얼굴이 돌아간는데 어떻게 해야 하나. 그저 몇백만 원이면 어떻게 해보겠는데.

"굿한다고 피해갈 수가 있습니까. 다 엉터리 아닙니까. 굿해서 정말 잘된다면 그럴 수 있지만. 됐습니다."

"형, 가볍게 들을 말이 아닙니다. 그냥 넘길 만했으면 형을 모시지

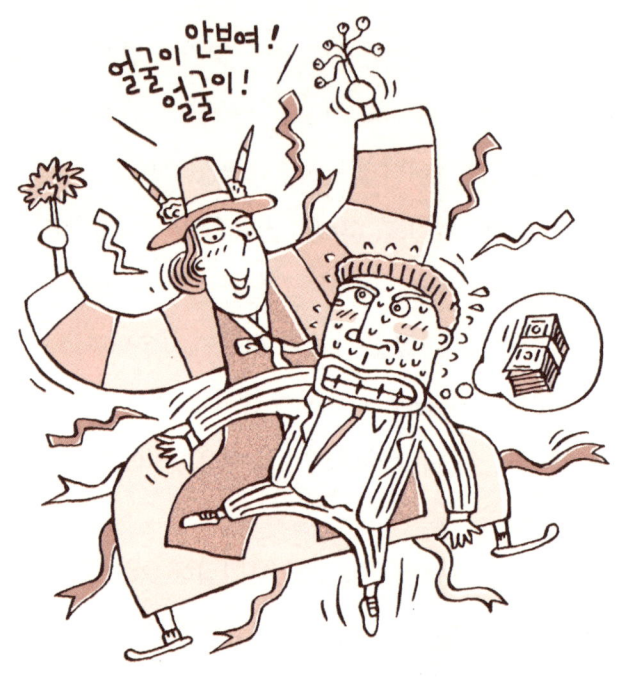

도 않았죠. 하세요. 나중 생각하면 그것도 싼 겁니다."

후배는 성격이 괄괄했다. 통이 큰 편이었고 사소한 일에는 눈 한 번 주지 않을 정도였다. 그런 후배의 말이라서 아니다 싶으면서도 마음 한쪽은 따라가고 있었다. 돈이나 어떻게 깎아봐야겠다는 생각이었으나 머릿속을 맴돌 뿐, 입 밖에 내기는 힘들었다. 기껏 깎아줬다는데 또 이야기하기가 그랬다. 그러나 나중에 알고 보니 그 후배는 이미 깊이 빠져 있는 상태였다. 점이라면 무조건 좋아했고 특히 비디오형 무당을 더 좋아했다.

점을 보는 사람은 두 가지인데 하나는 주역을 푸는 사람이고 다른 하나는 소위 신이 내린 사람, 즉 무당이었다. 주역 점쟁이는 사주를 가지고 운명을 점치는 형으로 굳이 따지면 오디오형이다. 이들은 따로 주역 공부를 한 사람들로, 통계를 근거로 운명을 내다본다. 이런 부류는 임상실험, 그러니까 많은 사람을 대한 사람일수록 비교적 잘 맞춘다. 이런 사주는 대충 이렇고 저런 사주는 저렇다는 것을 경험 상 안다. 틀리면 주역을 잠깐 착각했다고 둘러대거나 사주가 아주 특별해서 숨겨진 내용을 읽지 못했다고 한다. 반면 신내림을 받은 비디오형은 그들이 모시는 신이 일러주는 대로 말을 한다. 자기는 잘 모르는데 동자 신이든 할머니 신이든 필요할 때 나타나서 일러준다는 것이다. 신기하기는 이쪽이 사주풀이보다 더 신기하다. 아무것도 일러주지 않아도 술술 읊어내니까. 하지만 신통력이 떨어지는 사람이 많다. 그들의 말을 빌리면 잡신이라도 무척 바쁘기 때문에 한 곳에 오래 머물러 있지 못한다는 것이다. 길어봤자 6개월. 그러니 참신이라면 머무는 시간은 그보다 당연히 짧을 수밖에 없다. 신이 들었을 때 족집게라는 말을 듣게 되지만 신이 떠나고 나면 그동안의 경험으로 운명을 풀이할 수밖에 없다. 틀리면 신이 왜 그런 말을 했을까 하며 신에게 잘못을 돌린다.

오디오형이나 비디오형이나 신봉할 것은 못 된다. 그저 인생 상담을 한다 치고, 좋은 것은 믿고 노력하고 나쁜 것은 돌아서면서 잊어버려야 한다. 그런데 점집을 찾는 대부분의 경우는 반대로 한다. 좋은 것은 금방 잊어버리고 나쁜 것은 전전긍긍하며 기억하고 있다가 혹시 안 좋은 일이 생기면 점쟁이 말이 딱 맞는다며 점에 빠져들어 자신의 운명을 망치고 만다. 운명은 태어날 때 정해진 것이 아니다. 살면서 노력하면 얼마든지 운명도 바꿀 수 있다. 점쟁이들이 공통적으로 하는 말이고 가만히 생각해봐도 그러니 그것만은 믿어도 된다. 하지만 특수한 경우도 없지는 않다. 역술가들이 분류하는 인생은 크게 세 가지이다. 아무리 노력해도 되지 않는 경우가 하나고, 노력한 만큼은 되는 것이 둘이고, 노력에 비해 잘되는 것이 세번째이다. 첫번째와 세번째는 사실 그리 흔하지 않고, 우리들 대부분은 두번째의 경우이다. 노력한 만큼 얻는데 노력에 대한 대가가 일찍 나타나는 경우가 있고, 늦게 나타나는 경우가 있을 뿐이다.

"마침 돌아오는 월요일이 길일입니다. 우선 계약금 10만 원을 내시고 하는 것으로 하세요. 좋고 훌륭하게 되실 분이 아니면 제가 굳이 권하지도 않습니다. 여기 만원 받으세요. 복돈이니까 잘 챙겨두시고요."

어쩌다 보니 굿을 하는 것으로 결론이 났다. 그와 헤어진 후 후배를 나무랐다. 모르고 넘어가면 그만인데 괜히 만나라고 해서 이렇게 된 것 아니냐고 했더니 형이 잘될 운명이라서 저런 사람도 만난 것이라며 오히려 생색을 냈다.

"그나저나 집사람이 한다고 하겠냐. 한두 푼도 아니라 당장 은행에서 대출이라도 받아야 할 판인데. 난 집사람을 설득할 자신 없다."

"제가 따라가겠습니다. 형수도 듣고 나면 마음이 달라질 겁니다."

생각이 많았다. 굿을 한다는 것도 그렇고 돈을 짊어지고 나서야 한다는 것도 그렇고. 집사람은 말도 안 된다고 난리였다. 후배는 형이 잘못되면 가장 타격을 크게 입을 분이 형수니까 돈 생각하지 말고 결심하라고 재촉했다. 일단 후배를 돌려보내고 둘이 마주앉았다.

"정말 할 거야?"

"글쎄. 돈이 너무 많이 들잖아. 몇백만 원이면 혹 모르겠는데. 뭘 하는데 그리 많이 달라는지, 원."

"난 반대야. 굿했다고 생길 병이 안 생기겠어. 2천만 원이 뭐야. 그 돈 빌렸다간 우리 생활이 망가져서 그것 때문에 화병이 생길지도 몰라. 백만 원도 아까운 판에 2천만 원이라니 말이 되냐고. 이 기회에 당뇨나 다시 한 번 챙겨요. 요즘 당신, 당뇨를 너무 방치하는 것 같아. 병원에 가서 건강진단 받고 결과 보고 나서 건강관리하면 되지. 여름이면 기껏 3~4개월 후인데 그 사이에 풍이 들 게 뭐 있어."

"나도 꼭 해야겠다는 생각은 없는데 찝찝하긴 해."

"나중에 혹시 굿 안 해서 진짜 병 생기면 그때 날 원망할까봐 그게 걱정이야 난."

"그런 소리 안 할 테니 걱정 마. 에이, 모르겠다. 일단 자고 밝은 날 다시 생각하자."

창문을 타고 들어오는 밝은 햇빛에 절로 눈이 떠졌다. 5월의 일요일 아침은 눈부시게 밝았다. 새들의 지저귐도 정겨웠다. 갑자기 정신이 번쩍 들었다. 어제 내가 뭘 한 거지. 터무니없는 짓에 놀아나다니. 정말 바보로군.

무당이나 의사나

······ 그렇게 정식으로 무당을 접한 것은 처음이었다. 무당인 줄 모르고 만났다가 그만 빠져들고 말았던 것이다. 다시 생각해보니 3대를 책임져야 한다거나, 이 고비만 넘기면 탄탄대로라든가, 길일이 며칠 남지 않았다고 한 것이 모두 사람을 현혹시키는 무당들의 전통적인 행각이었다. 남들이 그런 말을 하면 분명 말도 안 된다고 했을 터인데 어쩌다가 그토록 아무 생각 없이 부화뇌동했는지 창피했다. 생각할수록 화가 났다. 후배에게 전화를 걸어 계약금 10만 원을 돌려보내라고 전하라 했다. 혹시 계약금까지 챙기면 저주를 내리지 않을까 하는 걱정이 들었다. 그런 사람들은 남 잘되게 하는 힘은 없어도 못되게 하는 능력은 있을지 모르니까. 그러나 속은 것도 기분 나쁘고 짜증나는데 10만 원까지 날리면 두고두고 후회할 것 같았다.

다음날 통장으로 10만 원이 들어왔다. 거기에 30만 원을 더해 강
북 삼성병원에서 건강검진을 받았다. 굿 사건도 있었던 터라 비교적
정밀진단을 했다. 예의 당뇨가 다시 나타났다. 심상찮은 수치였다.
부정맥이 심해졌고 지방간도 더 심각해졌다. 나머지는 깨끗했다.

그 결과를 가지고 내과 진료를 다시 했다. 당뇨가 가장 큰 문제여
서였다. 검사를 하고 담당의사를 만난 첫날, 의사와 말다툼을 벌였
다. 담당의사는 왜 당뇨가 이토록 진행되도록 내버려두었냐고 툴툴
거렸다. 300에 가까운 혈당수치를 보면서 틀림없이 합병증이 생겼
을 것이라고 단언했다. 특별한 자각증세가 없었다고 하자 몇년씩 방
치했으니 틀림없다며 짜증까지 부렸다. 마치 죄인을 다루듯 심하게
몰아세웠다.

"아니, 이 정도가 될 때까지 뭐했습니까. 한 차례 당뇨 치료를 했
으면 알아서 관리해야지 이게 뭡니까. 오늘부터 술 끊고, 담배 피우
지 말고, 당뇨 식이요법 철저하게 하고, 규칙적으로 운동하고, 과로
하지 말고, 스트레스 받는 일 하지 말고, 일찍 잠자리에 들어야 해."

내 돈 들여 병원에 왔는데 이게 무슨 소린가. 말끝을 은근슬쩍 내
리는 것도 마음에 들지 않았다. 그렇지 않아도 미리 시간을 예약했
는데도 30분이나 기다려서 화가 났던 터에 야단까지 맞으니 순간적
으로 욱하고 성질이 치밀어 올랐다.

"내가 병원에 온 것은 대책을 강구하기 위한 것 아닙니까. 회사에
다니다 보면 술은 안 마실 수 없고, 담배는 끊었으니 그렇다 치고, 일

하다 보면 스트레스 받고 늦게 잘 수 있는데 왜 그러십니까. 말한 대로 할 것 같으면 병원에 왜 옵니까. 술 마시고, 일하고, 그러면서도 나아보려고 병원에 오는 것 아닙니까."

뭐 이런 놈이 다 있나 싶었던지 의사는 빤히 쳐다보기만 했다. 싸움이 더 커질 판에 검사결과를 가지고 간호사가 들어왔다. 의사도 화가 났는지 '보나마나 형편없겠지' 라는 혼잣말을 하며 기록을 살피기 시작했다. 순간적이지만 걱정이 되었다. 합병증 걱정이 아니었다. 결과가 나쁘면 의사가 틀림없이 기고만장할 것이고 그러면 할 수 없이 죄인이 되어야 하니까. 한동안 기록을 살피던 의사는 '그럴 리 없는데' 라는 표정을 지으면서 퉁명스럽게 말을 내뱉었다.

"다행히 아직 합병증은 없네요. 그러나 한계치에 도달했습니다. 이대로 한 달만 더 갔으면 어디가 무너져도 무너졌을 겁니다."

의사는 이상하다는 얼굴을 했지만 나는 알고 있었다. 관리를 철저하게 하지는 않았지만 나름대로 한다고 했다. 이것저것 몸에 좋다는 것을 적지 않게 먹었는데 그것이 병세를 꾹 눌렀던 것이 틀림없다. 당뇨에 좋다는 것이나 좋을지도 모르는 것을 자주 접했는데 대표적인 것이 가시오가피와 경옥고였다.

가시오가피와 경옥고 등으로 단련된 몸이 합병증을 막았으리라는 나름의 추측을 하면서 병원을 나섰다. 한 달치 약봉지는 제법 두툼했다. 아침·저녁 식후 30분에 먹는 것이었는데 내용물은 서로 달랐다. 의사는 약은 어디까지나 보완제일 뿐 당뇨를 이기려면 먹는 것, 운동하는 것 등 생활습관을 바꾸어야 한다고 했다. 당연히 맞는 말이지만 귓등으로 흘렸다. 의사가 기분 나쁘니 그가 하는 말도 귀담아듣고 싶지 않았다.

아파서 병원을 찾는 환자는 누구나 의사로부터 우선 위로를 받고 싶어한다. 의사가 자신의 병을 잘 아는 사람으로서 같은 편이 되어주기를 바란다. 아는 의사 중 소아과 명의로 소문난 의사가 있다. 어떻게 해서 그렇게 아이들 병을 잘 보느냐는 물음에 그는 '따뜻한 마음'이 제1의 덕목이라고 대답했다. 어린이들이 걸리는 병은 따지고 보면 그게 그거다. 의사들의 치료술도 큰 차이가 없다. 모두 의과대학에서 배운 대로 하지만 임상경험이 많으면 조금은 더 잘 고칠 수 있다. 그를 명의라고 부르는 사람은 아픈 게 나은 어린이들이 아니고 그 부모들이다. 그는 부모들을 먼저 안심시키는 일부터 한다고 했다. 아이들은 아직 사고력이나 표현력이 부족해서 병세를 제대로 모르는 경우가 많다. 그래서 부모들은 더욱 애를 태운다. 아이를 키워본 사람은 누구나 이해하는 바지만 아이가 아프면 어른이 더 아픈 법. 그는 그런 부모의 마음을 먼저 헤아린다. 얼마나 속이 상하시느냐며 그 부모와 같은 심정이 되어 그들의 마음부터 고친다. 의사의 따뜻한 말을 듣게 된 어른들은 이런 의사면 믿을 수 있겠다는 신뢰를 보내고 그러면 아이의 병은 별 문제가 안 된다는 것이다. 물론 기본적인 치료술은 담보가 되어야 하지만 사실 어른이든 아이든 몸보다는 마음 고치는 일이 더 중요한 것만은 확실하다.

종합병원 의사들이 바쁜 것은 만천하가 다 아는 사실이다. 5분, 10분 간격으로 만나야 하는 하루 수십, 수백의 환자를 보는 일이 결코 만만치는 않을 터이다. 지극히 사무적으로 환자를 대할 수도 있다. 그러나 환자 개개인으로선 오랜 기다림 끝에 받는 진찰이라 기대를 많이 걸고 있으며, 그래서 의사의 말 한마디에 일희일비한다. 현실은 이해하지만 그건 그들의 사정이다. 힘들면 병원의 진료체계를 바꿀 일이다. 환자는 시간과 돈을 들이며 애를 태우는데 소위 의사라는 사람이 환자의 얼굴 한번 제대로 보지 않고 툴툴거리면 어떤 사람이 좋아하겠는가. 히포크라테스 선서는 명심하지 않고 있더라도 적어도 자기를 믿고 찾아온 환자는 따뜻하게 맞이하고 사근사근 이야기하여 기초적인 신뢰를 쌓아야 한다고 생각한다. 신뢰 없이는 나을 병도 낫지 않는 법 아닌가.

때문에 조선 세조의 팔의론八醫論에서도 심의心醫를 최고로 쳤다. 팔의론에선 의사를 여덟 가지 형태로 나누었다.

심의心醫 따뜻한 마음으로 병자를 대한다. 병자는 의사의 눈빛만 보고도 편안함을 느낀다. 병자를 진실로 긍휼히 여기는 인격의 소유자로, 반드시 병을 고쳐주겠다는 의지를 은연중 내비친다.

식의食醫 병세를 살핌에 있어 정성이 모자란다. 병자가 말하는 증세만 기억하고 처방을 내리지만 약보다는 먹는 것으로 치료한다.

약의藥醫 병자가 말하는 대로 약방문에 의해 약을 짓는다. 병자의 허실을 감안하지 않고 병자가 호소하는 부위의 약만 먹인다. 병색은 살피지 않는다.

혼의昏醫 병자가 위급하면 덩달아 허둥대는 의사.

광의狂醫 병자는 항상 고통을 과장되게 이야기한다는 것을 모르고 오로지 병자의 말만 듣고 함부로 약을 처방하는 자.

망의妄醫 병자의 고통보다 병자의 의복과 행색을 보고 치료비를 어떻게 할 것인가에 먼저 관심을 가지는 자.

사의詐醫 의원의 행색만 흉내 내는 자. 아프지도 않은 사람을 찾아다니는가 하면 자신이 만든 약을 만병통치약이라고 우긴다.

살의殺醫 생명이 살고 죽는 이치를 알지 못하며 고통 받는 병자를 보고도 함께 아파하는 마음이 없다. 다른 사람이 지은 약방문으로 처방을 하면서도 마치 자기가 한 것인 양 거드름을 피우는 자.

심의가 으뜸이고 다음이 식의, 약의 순이다. 요즘 세상에서 심의를 찾기란 결코 쉽지 않은 일이니 내가 만난 그 의사를 마냥 탓할 수만은 없지만, 그와의 인연은 만나는 그날로 끝을 맺었다. 다시는 보고 싶지 않은 얼굴. 시원하게 욕을 더 못해준 것이 아쉬웠을 뿐이었다.

'공포의 여름'이 다가오고 있었다

······ 한 달치 약을 두 달에 걸쳐 겨우 먹었다. 그러는 사이 여름이 왔다. 사주에도 없는 질긴 생명을 이어가고 있다는 강남의 처녀 무당이 예언했던 여름이었다. 잊어버리고 있다가도 불현듯 머리를 스치고 지나간 적이 몇번 있었다.

6월이 지났다, 초여름이니 더 두고 보아야 할까. 하지만 풍을 맞을 것 같은 증상은 어디에도 나타나지 않았다. 굿을 하지 않기로 했던 그 아침에 이미 머릿속에서 털어냈지만 사람 일은 모르는 것이니까 나름대로 조심했다. 그래봤자 무슨 조치를 취한 것은 아니었다. 그저 집사람과 그때의 이야기를 하면서 웃곤 했다. 집사람은 그래도 그 무당이 한 건은 했다고 했다. 덕분에 건강검진을 받았고 띄엄띄엄 약을 먹었지만 당뇨를 치료할 마음을 먹은 것 아니냐면서.

7월이 지났다. 아무렇지도 않았다. 더위가 사람을 지치게 했지만 특별히 몸이 아프거나 이상한 일은 발생하지 않았다.

8월 역시 무사히 지나갔다. 그래도 좀더 두고 보아야 할까. 9월은 가을의 초입이면서도 더위가 완전히 가시지 않은 늦여름으로 볼 수도 있으니까. 하지만 더 볼 것 없었다. 가을바람이 시원하게 불어오고 정동의 은행잎이 노랗게 물들 때까지 내 얼굴은 돌아가지 않았다. '풍이 찾아온다'는 그 말은 무당이 입에서 나오는 대로 한번 뱉어본 것이 아니면 혹세무민하여 뭘 챙기자고 한 영업행위에 불과했다.

그런 경우 선뜻 굿을 하겠다고 나설 사람은 거의 없겠지만 어쨌든 잘 판단하고 처리하여 2천만 원이라는 거금을 낭비하지 않았다. 그러나 그것으로 모든 게 끝난 것은 아니었다. 대형 불상사는 없었지만 5년여 간 숨어 있던 당뇨가 조금씩 정체를 드러내기 시작했다.

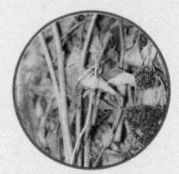 생명의 뿌리 가시오가피

1970년대에 '오가피주'라는 것이 있었다. 한약 냄새가 나는 독특한 술인데 어쩌다 친구들과 함께 이 술을 먹은 후 이튿날 머리가 깨질 듯 아파서 하루 종일 고생을 했던 적이 있었다. 술의 좋고 나쁨을 떠나 많이 마신 탓이었겠지만 여하튼 그 후론 오가피주를 마시지 않았다. 그런 오가피를 1998년쯤 다시 만났다. 술로써가 아니라 약재로써.

전북 장수군 장계면 장계리에서 농사를 짓고 사는 송병주 씨. 그는 평범한 농사꾼은 아니었다. 정확하게 말해 사라져가는 가시오가피를 되살리기 위해 젊음을 바친 '토종 약초꾼'이었다. 회사 후배인 서원식을 통해 알게 된 그는 가시오가피의 열렬한 추종자였다. 가시오가피는 허준의 『동의보감』과 세종조의 『향약집성방』은 물론 중국의 『신농본초경』『본초강목』 등 고의서古醫書에서 극찬하고 있는 생약. 『동의보감』에는 간경, 신경, 음위, 신경통, 관절염, 류머티즘성관절염 등에 좋으며 강신, 강장, 강정 효과가 있다고 씌어 있다. 『본초강목』에는 "한 줌의 오가피는 한 마차의 금옥을 얻는 것 보다 낫다"고 되어 있고 『향약집성방』에는 "오래 복용하면 몸을 가볍게 하고 늙음을 견디게 한다"고 씌어 있다.

가시오가피는 생김새와 생태가 산삼을 빼닮았다. 잎 모양은 구별할 수 없을 만큼 닮았고, 깊은 산속 그늘지고 부식질이 풍부한 흙에서 자란다는 것도 닮았다. 산삼은 다년생 풀 종류이고 가시오가피는 나무 종류라는 것이 다를 뿐이다. 가시오가피는 산삼 등과 잎의 수가 같고 모양이나 자생하는 곳도 북위 42~43도로 비슷하다. 우리나라와 시베리아 일대, 중국의 헤이룽장성, 일본의 홋카이도에 퍼져 있지만 우리나라에 가장 많은 종이 있으며 품종 또한 가장 좋은 것으로 알려져 있다.

그러나 아쉽게도 가시오가피는 이 땅에서 점점 찾아보기 어렵게 되었다. 마구잡이 채취가 문제였다. 장계고등학교를 졸업하고 충남 태안의 천리포 수목원에서 2년여를 보낸 그는 가시오가피에 인생을 걸기로 했다. 당시만 해도 가시오가피가 그토록 신비한 약초인 것까지는 몰랐다. 다만 토종 약용식물을 되살리면서 농가소득에도 도움을 줄 수 있겠다는 판단을 하여 뛰어든 것이다. 고서 등 여러가지 문헌을 살펴본 결과 원주의 치악산이 가시오가피의 최다 자생지라는 것을 알게 되었다. 1978년 치악산에 올랐다. 그러나 가시오가피는 쉽게 모습을 드러내지 않았다. 산을 몇개씩 넘으면서 골짜기란 골짜기는 다 뒤지며 숲 속을 헤맸지만 가시오가피는 흔적도 없었다. 가볍게 나섰던 그는 일단 하산했다. 식량이 바닥나 더이상 산속에 머물 수 없었다.

집으로 돌아온 그는 단단히 준비를 한 후 다시 치악산을 찾았다. 가시오가피를 찾을 때까지 내려오지 않을 생각이었다. 하지만 그도 허사였다. 처음 대충대충 건너뛸 때와는 달리 산을 조그맣게 쪼개 이 잡듯 샅샅이 훑었다. 그렇게 미친 듯 여러 차례 헤맸지만 가시오가피를 만날 수 없었다. 산에 들어온 지 어느덧 10여 일, 탈진할 대로 탈진했다. 포기하든지 다른 산을 찾아 나서야 할 판이었다. 인연이 없음을 한탄하며 내려올 즈음 갑자기 눈앞이 환해졌다. 비탈진 곳에 다소곳하게 자리한 가시오가피 군락. 땅에서 솟았을까, 하늘에서 내려왔을까. 벌써 몇번을 돌았던 곳인데 전혀 발견하지 못했던 다섯 잎 가시오가피 15그루가 천연덕스럽게 그를 바라보고 있었다.

귀하디귀한 인연의 아름다운 생명. 보물을 다루듯 조심스럽게 채취했다. 잔뿌리 하나 다치지 않게 고이 모셨다. 그러나 옮겨 심은 가시오가피는 새로운 보금자리가 마음에 들지 않는지 생명의 잎을 피우지 않았다. 새봄이 와 모든 것들이 연초록의 옷을 입었지만 그들은 그러지 않았다. 잔가지를 긁어보면 분명 초록빛 물이 나오는데도 잎을 내지 않았다. 옮긴 첫해라서 그런가 싶어 또 1년을 보냈지만 마찬가지였다. 치악산에서 올 때의 그 모습 그대로였다. 키가 자라지도 않았다. 다시 옛 문헌을 살피며 이유를 알아내려 했지만 허사였다. 고향 선배 중 가시오가피 전문가인 경희대 약대 육창순 교수를 찾았다. 새로운 환경에 적응하지 못하고 있는 것 같다며 다시 한 번 옮겨 심어보라고 했다. 자연의 순리를 생각하며 살 수 있는 환경을 갖추어주어야 한다는 것이었다. 집 앞과 옆집의 밭을 빌려 옮겨 심었다. 그리고 수개월 후, 마침내 푸른 잎이 돋아나기 시작했다. 환경도 환경이지만 다시 옮겨 심은 것이 적중한 것이었다.

잎을 키워냈지만 가시오가피는 그래도 까다로운 식물. 인공재배도 만만찮지만 재배기간이 최소 5년은 되어야 잎을 딸 수 있다. 자리를 잡으면 무럭무럭 잘 자라지만 정착할 때까지가 힘들다. 키우는 것보다 썩어 없어지는 묘목이 더 많았다. 벌레 먹은 잎사귀를 바라보며 망연자실한 적이 한두 번이 아니었다. 약으로 써야 하기 때문에 병충해 예방을 위해 농약을 뿌릴 수도 없었다. 한해 두해 지나면서 진딧물에는 천적인 진디벌을 이용하면 된다는 것을 터득했다. 잡풀을 뽑고, 배수구를 열고, 묘를 솎고, 가뭄에는 물대기에 주의했다. 씨를 뿌려 종자를 파종하고 줄기로 뿌리를 내려보기도 했다. 포기를 나눠 분주를 하고 번식방법을 총동원해 나무를 길렀다. 15그루로 시작한 나무가 어느덧 집 앞뒤를 가득 채웠다.

그의 밭이 가시오가피로 점점 채워질 무렵인 90년대 초, 가시오가피에 대한 관심이 국내에서도 일기 시작했다. 세계의 많은 학자들이 연구를 하고 그 결과를 발표하며 시베리아 산삼으로 불렀기 때문이었다. 선두주자는 구소련. 시베리아 산삼이라는 별칭에서도 알 수 있듯 소련은 일찍부터 가시오가피를 철저하게 연구했다. 그들은 가시오가피의 분포, 재배, 분류학적 감별, 화학성분, 약효물질, 생리작용, 약리작용, 제제, 임상, 복용량, 부작용 등을 다각적으로 연구한 후 효능이 매우 뛰어나다는 실증을 얻자 이것을 그대로 생활 속에 접목시켰다. 1961년 우주비행사인 가가린이 가시오가피 달인 물을 마셨다. 이것이 알려지면서부터 가시오가피는 첫번째로 주목을 받았다. 그리고 1984년 그들은 모스크바 올림픽에 출전하는 국가대표선수들에게 가시오가피 엑기스를 마시게 했다. 미국 등 자유진영 국가들이 대거 불참한 이 올림픽에서 소련은 월등한 기량을 선보이며 종합 우승을 차지했다. 이것이 영국의 한 과학 잡지를 통해 소개되면서 가시오가피가 확실하게 자리를 잡게 되었다. 이에 덧붙여 소련의 화학 아카데미는 '극동지구의 새로운 약초, 생명의 뿌리'인 가시오가피는 내구력, 저항력을 증강시켜 작업능률을 올리고 피로를 풀어준다고 발표했다. 그들은 13,000명에게 2개월간 가시오가피를 먹게 했더니 감기 등 감염성 질환이 40%나 감소했다는 임상실험 결과까지 내놓았다. 이런 효과를 업고 소련은 미국에 연간 5천만 달러어치 이상의 가시오가피를 수출하기도 했다.

소련은 단지 그들만의 가시오가피를 선전했지만 독일은 극동지역에

분포되어 있는 가시오가피 전체를 연구했다. 그리고 그 결과를 발표했는데 놀랍게도 한국산 가시오가피가 약효 면에서 가장 뛰어났다.

우리나라 사람들은 외국에서 좋다고 하면 무조건 신봉하는 경향이 있다. 그런 발표가 이어지자 가시오가피에 대한 수요가 갑자기 늘어났다. 하지만 자생종은 이미 찾기 어려운 상태이고 재배농가도 많지 않아 자연적으로 송병주 씨의 장수 가시오가피로 사람이 몰려들 수밖에 없었다. 그의 이름은 순식간에 학계 등에 퍼져나갔다. 채집을 의뢰하는 것은 물론이고 여기저기서 약을 달여달라고 부탁했다. 눈앞에 돈이 보였지만 모두 거절했다. 또 그렇게 내놓았다가는 대중화도 못하고 사라질 것이 뻔하다는 것을 경험상 알고 있었다. 그는 돈도 돈이지만 수많은 보통사람들의 건강을 위해 그 일을 시작했기에 순간의 유혹을 모두 뿌리칠 수 있었다.

우리나라에선 아직도 가시오가피에 대한 연구가 진행형이다. 가시오가피의 효능은 대충 정리해도 10여 가지는 된다.

- 당뇨병 환자 – 혈당치 억제작용이 뛰어나다.
- 저혈압 및 고혈압 환자 – 혈압을 안정시켜 준다.
- 결핵 환자 – 체력을 증강시킨다.
- 기가 허한 사람 – 정력을 보강한다.
- 스트레스에 시달리는 사람 – 항 스트레스 작용
- 간이 좋지 않은 사람
- 면역기능의 활성화에 의한 감염증의 예방 치유
- 심한 운동을 하는 사람

- 관절염을 앓고 있는 사람
- 술을 자주 많이 먹는 사람
- 피로가 누적된 사람

가히 만능 건강식품이라고 할 수 있지만 과연 그럴지는 더 연구해야
할 것이다. 하지만 가시오가피를 장복하면서 효능을 느낀 몇가지는 확실
하게 있다. 오랜 기간 당뇨병을 앓았고 혈당수치가 위험수위까지 올라갔
음에도 합병증이 없었다는 것은 가시오가피에 혈당치 억제 기능이 있다
는 확실한 증거라고 볼 수 있다. 피로를 씻어주는 데도 도움이 되었다.
많은 일에 시달리면서도 피곤함을 느끼지 못했다. 회사 동료 중 한 명도
그 점은 시인했다. 비교적 젊은 후배들과 밤을 새며 술을 마시거나 카드
등의 놀이에 빠지기도 했는데 둘만은 거뜬했다.

송병주 씨가 제공한 가시오가피를 프로야구팀 한화이글스의 장종훈
선수에게 복용시킨 적이 있었다. 매해 여름만 되면 힘이 떨어지곤 했던
장종훈이었지만 가시오가피를 먹은 그해는 체력저하 없이 시즌을 마쳤
다. 구체적인 데이터가 있는 것이 아니어서 반드시 그렇다고 결론지을
수는 없지만 장종훈 선수도 그런 느낌을 받았다고 했다. 더운 여름날에
는 왠지 모르게 컨디션이 저하되고 그래서 방망이의 힘이 떨어지지만 가
시오가피를 복용한 후부터는 그런 증상이 없어진 것 같다고 했다. 레슬
링 국가대표 선수들도 단체로 가시오가피를 복용했다. 힘을 써야 하는
그들의 종목 특성상 체력이 중요한데 특히 마지막 체력, 즉 지구력이 좋
아야 경기에 이길 수 있다. 5분 경기 중 4분을 이겨놓고도 마지막 1분을
못 버텨 역전패하는 경우는 기술의 문제가 아니라 체력의 문제이다. 선

수들을 지도했던 한명우 코치(서울올림픽 금메달리스트)는 확실치 않아도 선수들이 복용 전보다 끈기가 는 것 같다고 했다. 1개월여의 짧은 기간이어서 단정할 수는 없지만 생약이기에 도핑테스트에 걸리지 않는 것만으로도 복용할 만하다고도 했다.

가시오가피는 두릅나뭇과 오가속에 속하는 낙엽 관목. 오가피와 다른 점은 가지에도 가시가 있다는 점이지만 토종 오가피 중에서도 가시오가피는 뿌리가 다른 약재에 비해 탁월하다는 것이 학자들의 공통된 견해. 최근 오가피의 잎에 삼겹살을 싸먹으면 좋다는 설이 나돌아 일부 지역에선 상당한 바람을 일으키고 있는데 효능은 둘째 치더라도 맛이 일품이다. 잎은 뿌리보다는 그 효능이 못하겠지만 그런 식으로 '오가피 잎 삼겹살'을 먹는 것도 건강에 좋을 듯하다. 가시오가피 술을 집에서 담가 마시는 것 역시 해볼 만한 일이다.

치악산의 15그루가 밑천이었던 송병주 씨의 가시오가피 식구는 이제 50만 그루를 훌쩍 넘어섰다. 재배 면적 6만여 평으로 함께 가시오가피를 재배하는 농가도 100가구 이상이다. 그는 이웃의 농민들과 장수가시오가피 영농조합법인을 만들어 재배 면적을 계속 넓혀나가고 있다. 신지식인으로 뽑힌 그의 가시오가피는 서울의 백화점에서 입점 제의를 할 정도의 장수군 특산품이 되었다. 장수군의 지원을 받은 경희대 김형환 교수는 박사논문을 통해 가시오가피는 고혈압, 협심증, 고지혈증, 혈전 등 순환기 질환자들에게 혈관 이완 효과가 있고, 항암 활성기능이 있으며 골다공증에도 좋다고 발표했다. 우석대에서는 가시오가피에서 간암으로 손상된 세포의 재생을 도와주는 물질을 발견해 정밀 연구 중이다.

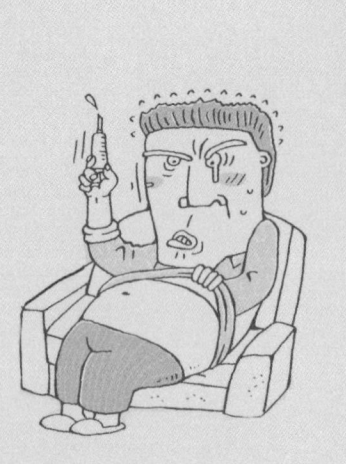

당뇨와 함께 가는 길

병을 대하는 자세는 다 그래야겠지만
어차피 함께 가야 한다면 다독거리는 것이 중요하다.
그러자면 오래 못 본 친구에게 안부를 묻듯
좀 귀찮아도 수시로 체크하며 안부를 묻고,
누가 나의 친한 친구를 얕잡으면 앞장서서
해명을 하듯이 당뇨를 감싸 안아주어야 한다.

오줌이 영…

…… 어느날 문득 잠을 깼다. 시계를 보니 새벽 3시쯤이었다. 며칠 전에도 그랬고 그 얼마 전에도 그랬는데. 가만히 행적을 더듬어보니 최근 들어 자다가 일어난 것이 꽤 되는 듯했다. 어릴 때 밤중에 오줌이 마려워서 일어나곤 했던 기억이 있다. 마당에 있는 변소까지 가는 게 무서워 어른들을 깨웠던 기억도 함께 살아났다. 어른이 된 후부터, 좀더 정확하게 말하면 고등학생이 되면서부터 오줌이 마려워서 밤에 절로 깼던 적은 없었다.

전날 술을 많이 마신 탓이려니 하면서 몇번 더 넘어갔다. 자기 전에 반드시 오줌을 누었다. 하룻밤에 두 번 자는 것도 나쁘지 않았으나 아무래도 두 번째 잠은 좀 설치게 되고 그럴 경우 아침에 일어났을 때 개운한 맛이 없었다. 취침 전 오줌 누기는 그러나 효과가 없었다. 일주일에 서너 번은 한밤중에 잠이 깼다. 잠이 깨면 일부러라도 정신을 차리지 않았다. 일이 끝나면 바로 잠에 빠져들기 위해서였다. 하지만 그런 노력도 허사였다. 오줌이 참으로 길게 이어졌다. 시원하게 빠져나가는 것이 아니라 얕은 시냇물처럼 졸졸거렸다. 힘을 줘도 마찬가지였다. 가늘고 길게. 끝났겠지 하고 그만두려면 또 나오고 이젠 정말 끝이지 싶은데도 또 나왔다. 시간이 길어지는 바람에 잠까지 달아났다. 술을 마시거나 늦은 시각에 음식을 먹고 물을 들이켠 날은 어김없었다.

　오줌을 참지 못하는 일도 많았다. 오줌이 마렵다는 생각이 들면 바로 보아야 했다. 전에는 오줌이 급하다가도 사정이 여의치 않으면 한두 시간은 참을 수 있었다. 아무리 급해도 30분 정도는 너끈히 버텼다. 하지만 언제부터인가 참는 힘이 뚝 떨어졌다. 자동차를 타고 가다가도 서둘러 내려야 했고 회의 중에도 몸이 신호를 보내면 바로 처리해야 했다. 더욱 기분 나쁜 것은 그렇게 뛰어갔는데도 오줌발이 시원찮은 것이었다. 언제나 찔끔찔끔이었다. 급한 상황으로 보면 단번에 쏟아져야 하건만 그렇질 않았다. 시간만 잡아먹을 뿐 영 신통치 않았다. 그러나 시간을 재촉할 수는 없었다. 그런 일이 되풀이되더니 소위 잔뇨가 머물렀다. 볼일을 다 봤다고 추스른 후 돌아서면 그제야 남아 있던 한두 방울이 뚝뚝 떨어졌다. 더러는 바지에 묻기도 하고 더러는 바지 속을 타고 흘러내리기도 했다. 일찍이 경험하지 못한 찝찝함이었다. 마지막 한 방울까지 털어내기 위해 소변기 앞에 서 있는 시간이 점점 길어졌다.

　오줌 파편이 구두와 바지 아래쪽을 더럽히기도 했다. 소변이 튀는 것은 당연한 것이지만 당뇨가 심하기 전에는 흔적이 남지 않았다. 하지만 병세가 심해지면서 갈수록 뚜렷하게 자국을 남겼다. 처음엔 그것이 먼지이거나 어디서 묻은 것인 줄 알았다. 손으로 한 번 털어내면 되는 줄 알고 가볍게 생각했다. 그렇지만 그것은 마치 일부러

붙여놓은 것처럼 털리지 않았다. 구두는 늘 작은 먼지 같은 것으로 지저분했고 바지 역시 무릎 아랫부분은 더러웠다. 구두 닦는 아저씨는 왜 이렇게 작은 먼지가 많냐며 이게 뭐냐고 물었다. 그것이 그것이라고 대답하기가 뭐해 못 들은 척 넘어갔다. 다행히 구두약으로 닦으면 그래도 깨끗해졌다.

당뇨가 많이 심해졌구나. 더이상 관리를 늦추면 안 되겠다고 생각했지만 마음뿐이지 이리저리 휘둘리느라 실천에는 옮기지 못했다.

머리카락 너 마저도…

······ 머리를 빗고 나면 앉은 자리 옆이 떨어진 머리카락으로 지저분했다. 화장실 수챗구멍도 머리카락으로 뒤범벅이었다. 좀 과장하자면 한 움큼씩 빠지는 것 같았다. 머리카락 숱이 많아 귀찮을 정도여서 조금 빠져도 신경을 쓰지 않았는데 그냥 내버려둘 상황이 아니었다. 머리카락이 빠진 이유가 정확하게 당뇨 탓인지는 알 수 없었다. 의사들도 그럴 수 있다고만 할 뿐 반드시 그런 것은 아니라고도 했다.

의사들이 지적하는 식생활상 탈모 이유는 보통 다섯 가지 정도였

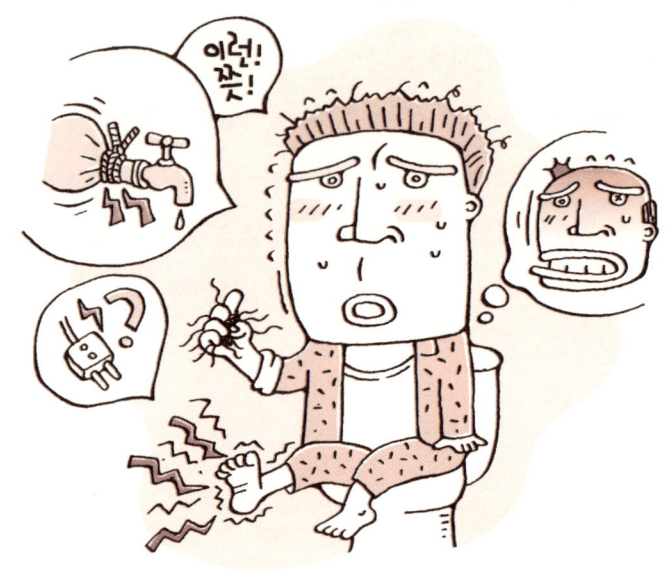

다. 기름지거나 튀긴 음식은 피지선 비대로 모근의 활동을 저해하므
로 피하는 것이 좋다. 쇠기름, 돼지기름, 튀김요리, 비계가 많이 섞인
육류는 탈모를 촉진시킨다. 인스턴트식품과 청량음료도 좋지 않다.
피부이상을 유발할 수 있기 때문이라고 했다. 단 음식은 인슐린 호
르몬의 분비를 높여서 결국 탈모로 이어질 수 있다. 소금을 많이 섭
취하는 것도 바람직한 일은 아니다. 술과 담배도 탈모의 원인이 될
수 있다. 그러니 그런 음식은 될 수 있으면 먹지 말고 현미나 검은
콩을 섞은 잡곡밥을 먹되, 두피와 모발을 항상 청결하게 유지하며

스트레스를 받지 않도록 해야 한다고 했다.

　대부분 당뇨 때문에 피하는 음식이었다. 그렇다면 이유를 다른 데서 찾을 수밖에 없고, 그 경우 당뇨가 주범일 가능성이 높았다. 어쨌든 머리카락이 술술 빠져 어느날 보니 머리 가운데가 텅 비어 있었다. 얼마 전까지만 해도 내가 머리숱이 없다고 놀린 사람보다 더 없어 보였다.

아, 이젠 발까지…

……　시청역 계단을 내려설 때였다. 발 앞부분에서 따끔함이 느껴졌다. 그러려니 했다. 뭘 잘못 밟았는 줄 알았다. 평지를 걸으니 괜찮았다. 그냥 지나쳤다. 하지만 증세는 점점 심해졌다. 처음 통증을 느낀 후 1개월여가 지나자 평지에서도 발이 불편했다. 구두를 신고 다니기가 힘들었다. 운동화를 신으면 그런 증상이 없었다.

　맨발로 마루를 걷는데 통증이 왔다. 뭔가에 살짝 찔린 듯한 느낌이었다. 발밑을 살펴보았으나 그럴 만한 물건이 없었다. 다시 걷는데 발밑에 무언가가 묻어 있는 듯했다. 발을 들어 봤지만 역시 아무것도 없었다. 얼핏 당뇨가 심해지면 발끝이나 손끝이 저리고, 더 심하면 아프고, 그러다 더 진행되면 발가락을 잘라야 한다는 이야기가 생각났다. 설마하면서도 내버려두었다. 걸을 땐 될 수 있으면 운동화를 신었다. 발이 불편해 실내에서도 양말을 신고 있기도 했다. 나중엔 발을 제대로 감싸주는 푹신푹신한 실내화를 구해 당장의 불편함을 무마했다. 걱정이 슬슬 밀려왔다. 합병증이 온 것일까. 더 늦으면 안 되겠구나. 이런저런 생각으로 머리가 복잡한 차에 회사의 후배이면서 '당뇨 선배'인 전홍 씨의 조언을 듣게 되었다. 아트 디자이너인 그는 '한계에 도달한 것 같다'며 자기가 다녀서 효과를 본 허갑범 원장을 소개했다. 허갑범 씨는 김대중의 대통령 시절 주치의로 당시엔 세브란스를 그만두고 신촌에 당뇨전문병원을 개원하고 있었다.

히말라야도, 야구감독도 못 말린 당뇨

…… 전홍 씨는 전문 산악인이다. 국내의 산은 두루 섭렵했고 엄홍길 씨와 함께 히말라야 등반까지 한 건강체다. 끝까지 오른 것은 7,134미터의 레닌봉 정도이지만 에베레스트, 낭가파르바트, 마나슬루 원정대의 일원으로 히말라야를 다녀왔다. 에베레스트는 베이스

캠프까지 갔고 엄홍길 씨가 동상에 걸려 오른쪽 엄지발가락 한 마디와 두번째 발가락 일부를 잘라낸 낭가파르바트는 7,200미터, 마나슬루는 6,200미터까지 올랐다. 설악산은 뒷산 산행하듯 했고 공룡능선도 어렵지 않게 통과했다.

술은 또 얼마나 잘 마시는지. 소주보다는 맥주를 좋아하는 편인데 한창땐 앉으면 1만 5,000시시를 끄떡없이 해치우고 편안한 마음으로 귀갓길에 올랐다. 그런 그였으니 당뇨는 그다지 신경 쓸 것이 못 되었다.

그가 당뇨를 처음 만난 것은 1997년. 회사에서 하는 정기 신체검사에서 당뇨 의심 판정을 받았다. 당시 혈당수치는 160. 막상 당뇨라고 했지만 자각증상이 전혀 없었고 수치도 높은 편이 아니어서 한쪽 귀로 듣고 한쪽 귀로 흘려버렸다. 그러다 다시 당뇨를 만난 것은 2년 후. 경향신문에서 발행하는 시사주간지 『뉴스메이커』에서 그의 디자인 실력을 높이 평가하며 디자인 팀장으로 스카우트했을 때였다. 건강에 자신 있었던 그는 다음날 입사를 위한 신체검사가 있는데도 평소처럼 거리낌 없이 술을 마셨다. 공복 시 혈당수치가 180이었고 병원에서는 신체검사 불합격 판정을 내렸다.

그로서도 큰일이었지만 『뉴스메이커』 측에서도 큰일이었다. 어렵게 스카우트를 했는데 당뇨 때문에 입사를 못 한다니 낭패가 아닐 수 없었다. 다시 한 번 당뇨검사를 했다. 며칠간 특별조치를 취했다. 검사 전날엔 그 좋아하던 술도 마시지 않았다. 저녁밥도 건강식으로 일찌감치 먹어치웠다. 150이 나왔다. 허용할 수 있는 정도였다.

당뇨 때문에 곤욕을 치렀지만 조금만 다스리면 금방 정상이 되므로 이후에도 당뇨는 잊고 살았다. 그 때문은 아니지만 주말 산행은 더욱 열심히 했다. 매주는 아니더라도 한 달에 한두 번은 꼭 산을 올랐다. 하지만 2003년 초, 유난히 바쁜 일이 많이 터져 산행을 잠시 중단했다. 일에 대한 스트레스도 만만치 않아 저녁마다 술이었다. 그래서인지 어느날 발이 아프기 시작했다. 발끝이 저릿저릿한 게 영 기분이 좋지 않았다. 아주 심하게 아프지는 않았지만 기분 나쁜 통증이 가라앉지 않아 병원을 찾았더니 당뇨성 말초신경염이라고 했다. 겁이 덜컥 났다. 이러다가 자칫 발가락을 자르는 일이 생기면 어쩌나 하는 걱정이 머리에서 떠나지 않았다. 그는 당뇨 때문에 발을 자른 사람을 알고 있었다. 알고 지내는 친구의 부친인데 당뇨합병증으로 발을 잘랐다는 이야기를 얼핏 들은 적이 있었다. 당시만 해도 그것이 특별한 케이스인 줄 알았는데 막상 그런 초기증세가 나타나자 긴장하지 않을 수 없었다.

수소문 끝에 찾아간 곳이 허갑범 내과였다. 혈당수치는 어느새 200을 넘고 있었다. 약을 먹으면서 운동과 식이요법을 병행했다. 현재 전홍 씨는 약을 먹지 않는다. 1년 정도 되었다. 수치는 정상을 되찾았고 발 저림도 없어졌다. 관리를 제대로 하지 못한 날은 지금도 160까지 갈 때가 있지만 전반적으로 안정세이다.

피나는 노력을 했다. 걷는 것만으론 부족하다 싶어 배드민턴을 시작했다. 마침 집 근처에 배드민턴을 할 수 있는 공간이 있었고 가르쳐주는 사람도 있었다. 30여분 간 배드민턴을 하고 나면 땀이 흠뻑 났다. 하지만 온몸이 땀으로 범벅이 될 때까지 계속했다. 중간에 쉬는 시간이 있긴 했지만 보통 두 시간은 지나야 라켓을 내려놓았다. 거의 빼먹지 않고 배드민턴장을 찾았다.

배드민턴은 매우 격한 운동이다. 태릉선수촌에 입촌한 국가대표 선수들을 상대로 지구력이나 순간 스피드를 측정하면 대부분 배드민턴 선수들이 선두 그룹을 형성한다. 운동화가 가장 빨리 닳아 없어지는 선수도 배드민턴 선수들이다. 종목 특성을 보면 당연하다.

배드민턴장의 규모는 축구, 야구, 배구, 농구, 탁구, 테니스, 핸드볼 등 구기 종목 중 같은 개인 종목인 탁구에 이어 두번째로 작다. 그러나 탁구는 탁구대 앞에서 기껏 몇걸음 움직이면 되지만 배드민턴은 몇배의 넓이에서 받고 넘기는 데 수십 걸음을 움직여야 한다. 비슷한 크기의 배구는 여섯 명이 자기 자리를 지키면서 한다. 조금 더 큰 농구는 양 코트를 쉴 새 없이 오가지만 다섯 명이 팀플레이를 한다. 공수전환이 빠른 핸드볼도 힘들지만 선수 수가 많다. 축구는 열한 명이 움직인다. 운동장 넓이만 보면 야구가 1위지만 공격과 수비로 나뉘어 있다. 공격할 땐 한자리에 서서 방망이를 들고 있다가 내치면 된다. 수비할 땐 범위가 조금 더 넓어지지만 9회를 통틀어 몇 번 되지 않는다. 선동렬 투수가 한창 힘 있는 공을 뿌릴 때, 팀의 중견수는 단 한 번도 공을 못 잡기도 했다. 90%가 내야 땅볼로 한 번도 그쪽으로 공이 날아가지 않았기 때문이다. 특수한 경우이긴 하지만 그날 해태의 중견수가 뛴 것이라곤 공수교대 때 들락날락한 것뿐이었다. 야구에서 가장 힘든 것은 도루. 작전이 걸려 전력 질주했는데 파울볼이 되어 되돌아오기를 한 두어 번쯤 할 때 정도이다. 야구는 배드민턴에 비하면 당구 같은 게임 수준이다. 그나마도 탁구를 제외하곤 선수 교체라는 것이 있어서 힘들면 쉴 수도 있다. 물론 주전은 내내 뛰어야 하지만. 토털사커라고 요즘은 축구선수도 수비, 공격을 함께하지만 그래도 자리를 지켜야 하므로 90분을 내리 뛰었다고 해도 실제 혼자 뛰는 시간은 그렇게 되지 않는다.

배드민턴은 처음부터 끝까지 철저하게 혼자 책임을 져야 한다. 테니스와 같지만 공의 빠르기에선 비교가 되지 않는다. 일류 선수들이 내치는 셔틀콕은 선동렬의 강속구보다 훨씬 빠르다. 최고시속이 250킬로미터를 기록하기도 한다. 유연성, 민첩성, 체력을 고루 지녀야 하는 대단히 힘든 운동이다.

그런 배드민턴이니 효과가 없을 수 없다. 일류 선수보다 활동량이 많지 않지만 느끼는 감은 비슷하기 때문이다. 당뇨는 배드민턴 같은 운동만으론 그래도 완벽하게 다스릴 수 없는 병이다. 술 마시고, 담배 피우고, 제때 식사하지 않고, 먹고 싶다고 아무것이나 먹으면 완전하게 관리할 수 없다. 실제로 운동을 업으로 삼는 국가대표 선수나 코치 중에도 당뇨 환자가 있다.

오래 전 영남대 야구감독을 했던 도성세 씨가 그 경우이다. 감독의 운동량을 선수에 비할 수는 없다. 하지만 공을 쳐주면서 운동장에 서 있다 보면 보통사람들 하루 적정량의 운동량을 웃돌게 마련이다. 코치가 2명 있어 그들이 선수지도의 많은 부분을 맡고 있었지만 그래도 운동량이 아주 없었던 것은 아니었다. 전보다 운동을 적게 한 것은 사실이었다. 그 때문인지 몸무게가 쉬지 않고 올라갔다. 보는 사람마다 살이 많이 찐 것 같다고 한마디씩 했다. 몸무게를 재보니 88킬로그램이었다. 키가 168센티미터이니 비만인 것만은 확실했다. 그렇다고 해서 특별히 아픈 곳은 없었다. 늘어난 체중 때문에 허리가 좀 아팠지만….

병원을 찾았다. 요통이 있었다. 그건 어느정도 예상했다. 그러나 당뇨라는 말까지 들었다. 심하지는 않았다. 공복상태에서의 혈당수치가 170이었다. 운동을 하라고 했다. 요통과 비만과 당뇨를 한꺼번에 치료할 수 있는 것은 운동밖에 없다고 했다.

야구감독이 당뇨라니. 병은 알리라고 했지만 창피해서 아무 데서도 말하지 않았다. 의사도 운동을 업으로 삼고 있는 사람인 줄은 모르고 있었다. 운동이라면 그래도 할 만하다고 여긴 그는 평소 배우려고 마음먹었던 골프를 시작했다. 연습장에 나가 하루 1,500개의 공을 때렸다. 두 시간 만에 그 많은 걸 다 쳤다. 보통사람이 연습공 1,500개를 치자면 7~8시간은 족히 걸리는 양이었다. 시간을 많이 할애해도 힘이 떨어져 칠 수 없는 양이기도 했다. 그러나 그는 하루도 빼먹지 않았다. 3주간 그렇게 열심히 공을 두드렸더니 몸무게가 쑥 빠졌다. 10킬로그램정도 떨어진 78킬로그램이었다. 그래도 부족하다 싶어 3개월여를 더 했다. 다시 10킬로그램 정도가 빠졌다. 이왕 연습한 것, 실력도 점검할 겸 필드에 나갔다.

야구와 골프는 비슷한 점이 많다. 죽은 공이냐, 살아 있는 공이냐의 차이는 있지만 힘을 줘야 할 때 주고 힘을 빼야 할 때 빼는 것은 마찬가지였다. 정확하게 맞춰야 하고 임팩트를 주는 것도 같았다. 치료용 골프연습이어서 특별히 코치를 받지 않았다. 그래서 그는 지금도 골프채를 야구방망이 잡듯 잡는다. 엄청난 연습 끝에 선 필드는 그러나 만만치 않았다. 연습장은 평평하지만 필드는 굴곡이 있고 높낮이가 있어 마음대로 되지 않았다. 야구로 치면 파울볼 같은 것이 자주 나왔다. 당뇨는 일단 잊어버렸다. 승부욕을 앞세워 더 열심히 연습공을 때렸다. 연습장은 집에서 2킬로미터 지점에 있었다. 오고갈 때 뛰거나 걸어 다녔다.

불과 6개월 만에 싱글을 기록했다. 기본적으로 운동신경이 발달한 데다 손바닥이 다 해지도록 지독하게 연습을 한 덕분이었다. 그는 2년 후 전국체전 골프대회에 경북 일반부 대표로 뽑혔다. 대회에는 출전하지 않았다. 팀이 역시 대표였기 때문이었고 야구감독이 골프선수로 뛴다는 것도 뭔가 이상해서였다. 당뇨는 씻은 듯 사라졌다. 비교적 초기인데다 운동을 많이 했기 때문이었다.

올해로 60세인 도성세 씨는 지금도 당뇨와는 거리가 멀다. 꾸준히 운동을 하고 있기 때문인데 필드에 나가면 절대 전동차를 타지 않고 처음부터 끝까지 걸어 다닌다. 몸무게는 늘 68킬로그램선에서 유지하고 있다.

전홍 씨의 식이요법 첫번째 원칙은 '3백(3白)'을 멀리하는 것이었다. 쌀밥, 밀가루, 설탕과는 확실하게 거리를 두었다. 세 가지 중 가장 힘든 것은 설탕이었다. 과자, 빵은 물론 일회용 커피나 맛난 요리에도 알게 모르게 들어가는 것이 설탕 아닌가. 조금이라도 달다 싶으면 씹다가도 도로 뱉어냈다.

밥은 보리로 대체했다. 우선 하루 세끼 식사 중 가장 손쉬운 아침밥부터 실시했다. 처음엔 꺼끌꺼끌한 게 걸렸으나 그럴 때마다 '이게 내가 사는 길'이라는 주문을 외웠다. 자신의 머리를 자신이 세뇌시키고 최면을 걸었다. 그런 생각을 하며 몇번 먹었더니 제법 먹을 만했다. 그래도 질리지 않도록 나름대로 메뉴를 개발했다. 날마다 아침은 보리 비빔밥이었지만 그 외의 내용물을 달리했다. 월요일은 새싹 보리 비빔밥, 화요일은 야채 보리 비빔밥, 수요일은 볶음 고추장 보리 비빔밥, 목요일은 카레 야채 보리 비빔밥 식이었다. 10여 가지를 개발해 돌아가면서 먹었다. 국물은 먹지 않는 것이 좋다고 했지만 밥 넘기기가 용이하지 않고 심심해서 된장국이나 된장찌개를 곁들였다. 찌개에는 다른 것을 넣지 않았다. 오직 된장과 멸치만으로 조리했다. 점심도 가능하면 보리밥으로 했다. 다행히 웰빙 식단이 유행하면서 회사 근처에 보리밥집이 두어 군데 들어섰다. 저녁은 형편상 골라먹기가 쉽지 않아 소식하는 것으로 대신했다.

보리밥은 당뇨에 특효였다. 또 한가지 얻은 수확은 오래된 변비를 물리친 것이었다. 아침을 그렇게 먹고 나면 두어 시간 후 소식이 왔다. 배출량이 꽤 많았다. 식사의 양이 좀 많은 날도 그런 과정을 거치고 나면 속이 편안했다. 일석이조. 당뇨와 변비를 동시에 잡았다.

한가지 더 병행한 것은 자세교정이었다. 친분이 있는 한 한의사가 6번 흉추와 췌장 사이의 길이 좀 막힌 것 같다며 자세법을 가르쳐주었다. 웅크린 자세 탓이라며 가슴과 배 사이를 내밀라고 했다. 그리고 누울 땐 베개 같은 것을 등에 대고 있으라고 했다. 힘든 자세였지만 몸에 좋다는 생각이 들었다. 실험을 하지 않아 그것이 얼마나 도움이 됐는지는 모르고 수치가 그로 인해 어떻게 변했는지 알 수 없지만 그 자세를 계속하다 보니 확실하게 좋아졌다는 느낌이 있다고 했다.

약 모르고 산 6개월여. 다 나았다고 할 수 있지만 그는 당뇨는 평생 가지고 가는 병이라는 사실에 동의한다. 그래서 지금도 관리의 끈을 늦추지 않고 있으며 조금이라도 이상하면 그가 효험을 본 모든 노력을 동원한다.

다시 병원으로

…… 제대로 약을 먹자고 다짐하고 허갑범 내과를 찾았다. 꽤 이른 아침인데도 병원 안은 사람들로 꽉 찼다. 허 원장의 소문을 듣고 전국 각지에서 찾아온 당뇨 환자들이라고 했다. 그렇게 봐서 그런지 모두 우울한 얼굴을 하고 있었다.

인자한 얼굴의 허 원장은 아주 좋은 낯으로 사람을 맞이했다.

"혈당수치가 높은데요."

"예, 꽤 됐습니다. 6년쯤 된 것 같습니다. 전문적인 치료를 받지는 않았고요."

"아직 다른 병으로 발전하지 않았으니 지금부터라도 열심히 관리하면 좋아질 겁니다."

"환자가 많아서 힘드시겠습니다."

"최근 당뇨 환자가 부쩍 늘었어요. 나이도 있고 해서 오전에만 보고 오후엔 될 수 있으면 쉬려고 해요. 그나저나 당뇨병에는 두 가지의 유형이 있는데 선생님은 주로 어른들에게 발병하는 제2형 당뇨입니다. 비만, 스트레스 그리고 잘못된 식습관, 운동부족 등으로 생기는데 우리나라 사람들은 대부분 2형이죠. 관리만 잘하면 그렇게 무서운 병이 아닙니다. 그런데 보통 관리를 안 해요."

정신없이 바쁜데도 자세하게 일러주고 용기를 주니 적이 안심이 되었다. 명불허전이라더니 역시….

"그동안 조금 게으른 편이었네요. 당뇨를 치료하자면 무엇보다 식이요법과 운동요법을 철저히 해야 합니다. 귀찮더라도 이 두 가지는 평생 해야 합니다. 그러면 보통사람 못지않게 건강하게 살 수 있어요. 일단 2주 후 다시 봅시다. 식이요법을 잘해야 합니다. 교육을 받으세요."

아직 걱정할 단계가 아니라는 바람에 마음을 놓았다. 지금부터는 정말 잘해야지 하면서 병원 문을 나섰다.

허 원장이 말한 교육내용은 사실 대단한 것은 아니었다. 적당한 운동과 휴식, 그리고 정기적인 진단과 함께 과식을 하지 말 것 등이었다. 서당 개 삼 년이면 풍월을 읊는다고 그 정도는 이미 아는 내용이었다. 당뇨와 식사의 관계를 설명한 별도의 인쇄물도 마찬가지였다. 올바른 식사법은 합병증의 발생을 막는 필수비결임을 지적하며 다음과 같은 내용을 나열했다.

- 적절한 열량을 섭취할 것.
- 각종 영양소를 균형 있게 섭취할 것.
- 탄수화물 55~60%, 단백질 15~20%, 지방 20~25%의 비율로 섭취할 것.
- 섬유질이 풍부한 식사(완전 곡류 및 해조류나 채소류)는 당뇨병의 상태를 개선하는 데 커다란 도움을 준다.

- 가급적 육류의 섭취를 삼간다. 포화지방산과 콜레스테롤이 혈관의 상태를 나쁘게 만들고 혈액의 순환을 원활하지 못하게 하기 때문이다.
- 과당은 당뇨병에 도움이 되지 않는다.
- 맥주 효모, 소맥 배아, 다시마, 해조류, 흰콩, 참깨, 등 푸른 생선 (정어리, 고등어, 참치 등), 마늘, 양파, 식용-우골분食用牛骨粉 및 신선한 야채 등 자연식품을 충분히 섭취한다.
- 식사는 가급적 여러 번에 나누어 적게 하는 것이 좋다.
- 소금의 섭취량을 줄이도록 한다.

실천의 문제이지 정보의 문제는 아니었다. 약은 먹겠지만 식사 관리는 자신이 없었다. 하루 세 끼를 밖에서 먹는 처지라 음식을 가릴 수가 없었다. 정기적인 검진을 하여 항상 몸 상태를 체크하라고 했지만 그마저도 제대로 못했다. 두어 번 정도 더 가고 말았다. 무척 바쁘다는 핑계를 대고 약만 먹었다. 그러는 사이 결정적인 위기가 왔다.

폭탄주와 라면으로 이어진 나날들

...... 2004년 10월, 출판국장을 거쳐 편집국장이 되었다. 편집국장은 바쁜 신문사에서도 특히 더 바쁜 자리이다. 오전 9시부터 저녁 8시까지 연이은 회의 속에서 산다. 9시에 회사 전체 회의를 마치면 10시엔 모든 부장들이 참석하는 편집 회의를 한다. 이 자리에서 그날 기사의 대부분이 일단 정해지지만 유동적이다. 아침 회의는 그때까지 일어난 사고나 상황만을 토대로 이루어지기 때문이다. 오후 2시에 보강 회의를 하고 4시 30분경 상황 변화에 따른 스탠딩 회의를 한다. 오후 6시쯤 본격적인 신문 제작에 들어가지만 그 사이사이에 일어난 일에 대해 수시로 의견을 주고받는다. 오후 7시경 그날 만든 신문을 보면서 또 회의를 한다. 일종의 품평 회의이지만 이때 새로 나올 기사 등 밤 상황에 대한 준비를 한다. 저녁 회의에서 나온 이야기들을 어느정도 하고 나면 저녁 8시. 비로소 극히 정상적인 하루 일이 끝나지만 '역사는 밤에 이루진다' 고 했듯, 일 없이 그냥 넘어가는 밤은 사실상 거의 없다.

일단 낮의 일이 끝나면 밤의 일을 시작한다. 밤의 일은 사람을 만나는 일이다. 원활한 의견 교환을 위해 회사 선후배들과의 술자리 만남도 있지만 외부 인사와의 교류가 많다. 만나러 오는 사람은 그 한 번이지만 편집국장인 나로서는 매일 다른 사람을 상대해야 하므로 몸을 혹사시킬 수밖에 없다. 차라리 밤에 큰일이 터지면 몸은 오히려 편하다. 회사를 지켜야 하므로 술 약속에 나가지 않아도 되기 때문이다. 만나러 오는 대부분의 사람들도 그 점은 이해한다. 하지만 그럴 때도 늦게나마 약속 자리에 가는 경우가 많고, 그러면 더 많은 술을 마셔야 한다.

술이 없으면 만남 자체를 무의미한 것으로 여기는 게 우리 풍토. 편집국장이 된 날부터 이듬해 설날까지 3개월 이상 거의 매일이다시피 저녁 약속이 있었다. 만나면 처음 얼마 동안은 점잖은 이야기도 오가지만 이내 폭탄주 경연장이 되고 만다. 취임 축하주로 시작해서 망년회, 신년회로 이어진 술자리에서 하루 평균 일곱 개의 폭탄주를 들이켰다고 보면 될 것 같다. 폭탄주가 좀 심하다 싶지만 어떻게 보면 좋은 점도 있다. 폭탄주는 일단 같은 양을 마시게 된다. 서로 돌아가면서 마시므로 필요 이상으로 많이 마시지 않아도 된다. 술의 양도 한잔 한잔 주고받는 것보다 적다. 적당량을 타면 맥주 두 병에 양주나 소주 일곱 잔이다. 취기가 급하게 오르지만 하염없이 앉아서 돌리는 것보다는 양도 적고 무엇보다 빨리 술자리가 끝난다는 장점이 있다.

하지만 매일 일곱 잔은 심하다고 아니할 수 없다. 철통이 아닌 다음에야 어떻게 이겨내겠는가. 낮술은 최대한 자제했다. 밤에 그렇게 퍼부은 후 낮까지 마시면 몸이 망가지지 않을 수 없는 법. 그리고 낮술은 아무래도 일에 방해가 된다. 식사를 마친 후의 오후 2시는 그렇지 않아도 졸음이 몰려오는 시간대. 정신 차리자고 수없이 다짐해도 졸음이 밀물처럼 밀려올 때가 많았다.

　3개월여를 폭탄 속에서 살고 나니 사람이 좀 이상해지는 듯했다. 말도 어눌해지는 것 같고 판단력 역시 흐려지는 듯했다. 이러다가 어떻게 되는 것은 아닌가 하는 걱정이 들 정도였다. 술을 마시기 전, 나름대로 무장은 했다. 후배의 도움으로 청간환이라는 환약을 먹었다. 술자리의 분위기를 미리 파악해 심할 것 같으면 두 알, 평균치 같으면 한 알을 먹었다. 청간환은 술에 덜 취하게 하고 다음날 속을 편하게 해준다고 했는데 먹은 날과 깜빡 잊고 그냥 나간 날은 차이가 나는 것 같았다. 또 한가지는 '감딸주'였다. '주'라고 했지만 술은 아니다. 폭탄주에 일가견이 있는 검사들이 개발해 퍼뜨린 것으로 알려져 있는데 감딸주를 먹으면 과음을 해도 다음날 속이 편하다. 조제법은 감식초와 딸기우유를 2 : 1로 섞는 것. 시중에서 파는 감식초 한 병이면 4인분을 만들 수 있다. 당시만 해도 파는 곳이 많지 않아 시간 날 때 따로 구비해야 했는데, 산업부를 맡고 있던 박홍신 부장이 특히 애용했다. 준비성이 있는 후배인데 함께 가는 날엔 그가 미리 준비를 해 덕을 보았다.

　청간환과 감딸주로 효과를 본 것 같지만 매일 퍼붓는 술을 이길 수는 없었을 터. 더욱이 몸 안에서 당뇨가 쑥쑥 자라고 있으니 그것만으론 역부족이었다. 술의 양을 줄여나갔다. 폭탄주 다섯 잔에서 종국에는 세 잔까지 줄였다. 만남의 자리가 파하면 다시 회사로 들어갔다. 차가 회사에 있어서였기도 했지만 한번 들러보는 것이 버릇이 되었다. 이미 늦은 시각이라 회사까지 순례하고 집에 들어가면 새벽 1시에서 2시 사이. 들어가면 마치 기절하듯 그대로 곯아떨어지는 날이 많았지만 더러는 출출해서 라면을 끓여 먹고 이불 속으로 들어갔다.

라면은 상당히 좋아하는 편이다. 중학교 때 처음 먹은 것 같은데 너무 맛있어서 아침에도 라면을 먹었다. 어머니는 몸에 좋을 리 없다고 될 수 있으면 끓이지 않으려 했지만 밥맛이 없다든가 밥이 뻑뻑해서 싫다고 투정을 부리면 라면이 뭐가 맛있다고 그러냐면서도 끓여주었다. 물론 모두 거짓말이었다. 어른들 말처럼 쇳덩이도 소화시킬 나이인데 뭐가 밥맛이 없고 뻑뻑하겠는가. 요즘은 국물 맛에 먹기도 하지만 그땐 오로지 라면 그 자체가 더 좋았다. 그래서 물을 최대한 적게 해서 국물 없는 라면을 먹었다. 두 개를 먹기 위한 방편이기도 했다. 라면 국물 중 최고는 닭 국물과 곰국 국물이었다. 백숙을 끓인 물에 그냥 물을 적당히 섞어서 라면을 끓이면 맛이 기가 막혔다. 곰국 역시 같은 방법으로 끓이면 맛이 더 좋았다. 닭백숙 국물에 라면을 끓여 먹기 위해 일부러 백숙을 먹자고 한 경우도 많다. 아침에도 라면을 많이 먹었다. 술 마신 다음날 속이 쓰리면 국물 중심의 라면을 먹었다. 이때는 콩나물이나 김치를 넣는다. 술 마시고, 야식 거르지 않고, 기름진 음식을 주로 먹고. 아마도 몸속의 당뇨는 질

좋은 거름을 주는 것으로 여겼을지도 모르겠다.

그땐 이미 혈당계를 사서 집에 비치하고 있었다. 형편없이 무너지는 나를 보면서 집사람은 틈만 나면 혈당계를 들이밀었지만 한사코 거부했다. 재봐야 뻔한 걸 무엇 하러 재느냐고 했다. 내 몸은 내가 알아서 챙길 테니 걱정 말라면서 짜증까지 냈다. 사실 나는 혈당수치를 어느정도 알고 있었다. 문득문득 걱정이 되어서 몰래 체크를 해봤다. 아침 공복임에도 수치는 거의 언제나 300 고지를 넘나들고 있었다. 지금 생각하면 참 한심하지만 그땐 당뇨를 살필 겨를이 없었다.

과일 중에서 비교적 좋아하는 것은 포도와 복숭아다. 수박 같은 과일은 손에 끈적끈적한 물기가 남아서 싫었다. 포도는 통째로 입에 넣고 간단하게 먹을 수 있어 좋아했다. 물론 맛도 있었다. 가을이 되면 가평 운악산 포도가 나온다. 일부러 가서 사 올 정도였는데 누가 말리지 않으면 앉은 자리에서 두세 송이는 먹어치웠다. 누가 옆에서 당뇨에 좋지 않다고 말리면 더 먹었다. 달기는 하지만 자연에서 나오는 것이므로 크게 나쁘진 않다는 것이 지론이었다. 의사들도 자연산은 권장한다고도 말했다. 어떤 전문의도 그런 말을 한 적은 없다. 먹고 싶어서, 먹는 데 방해받기 싫어서 꾸며낸 말에 불과했다.

사실 편집국장이 될 때 당뇨 관리는 사실상 포기했다. 자기 시간이지만 자기 시간이 아니고, 관리를 하려고 하면 일을 제대로 할 수 없기 때문이었다. 전전긍긍하며 스트레스를 받는 것보다는 편안한 마음으로 포기하고 나면 적어도 스트레스는 받지 않을 테니 한가지는 얻지 않겠느냐는 생각이 있었다. 나름대로의 합리화고 짧은 단견이었지만 달리 방법이 없었으니 지금도 마냥 탓할 일만은 아니라고 본다.

약만은 꾸준히 먹었다. 그래도 자각증세는 갈수록 심해졌다. 조금씩 저리던 발이 아프기까지 했다. 날씨가 추우면 손끝도 저릿저릿했다. 오랫동안 신었던 볼 좁은 구두를 포기했다. 발이 불편해서 10분 이상 걷지를 못했다. 운동화를 신어도 한참 걷다 보면 불편했다. 시간 나는 대로 걷자고 마음먹었다. 편집국은 대부분 트인 공간에 위치해 있다. 모든 부서가 보이는 곳에 배치해야 의견 교환을 수시로 할 수 있기 때문이다. 갑자기 큰일이 터지면 전화로 이야기할 시간도 없다. 그저 앉거나 선 자리에서 큰 소리로 말을 주고받는다. 경향신문 편집국의 이쪽 끝에서 저쪽 끝까지는 대략 백 걸음이 된다. 백 번을 오가면 1만 보가 되지만 실제로 백 번을 오갈 수는 없다. 그래도 안 하는 것보다는 낫겠지 싶어 각 부에 전할 말이 있으면 일부러 걸어서 돌아다녔다. 많이 걸은 날은 그 안에서 3천여 보를 걸었다.

일요일 출근 때는 걸었다. 일요일 아침 회의는 11시이고 노는 날엔 기자 등 신문 제작에 직접 참여하는 직원들만 출근하므로 다른 군일이 없기에 걸어서 출근할 수 있는 여유가 있었다. 그 모든 것이 '언 발에 오줌 누는 격'이었지만 적어도 내 자신의 게으름을 용서하는 빌미는 되었다.

오줌 이야기가 나왔으니 다시 말하지만 상태가 더 심해졌다. 어린 아이의 바지 자락 같았다. 급기야는 가랑이 사이까지 지저분해졌다. 속쓰림이 새롭게 나타났다. 위장은 모든 의사들이 한결같이 튼튼하다고 했다. 간은 다소 불량품이지만 위가 튼실해 모든 것을 지켜나간다고 했다. 일찍이 속쓰림을 느껴본 적이 없었다. 그랬는데 이제는 조금이라도 먹는 시간이 늦어지면 속이 쓰렸고 어떤 때는 구토 증세까지 보였다. 배고픔을 참지도 못했다. 한두 끼 건너뛰어도 끄떡없었는데 배가 고프면 만사가 다 짜증났다. 여러가지 위험신호가 이곳저곳에서 나타났지만 애써 편안한 마음을 유지했다. 아니 잊어버리려고 애를 쓴 것이었다. 심지어는 회사에서 1년에 한 번씩 공짜로 해주는 정기 신체검사까지 건너뛰었다. 술 마시지 말고 8시간 정도는 아무것도 먹지 말라고 했지만 신체검사를 하는 보름여 간 그 조건을 충족시킬 수 있는 날이 도대체 없었다. 월요일 아침이 그래도 괜찮은 날이지만 월요일에는 회사 전체 국실장 회의가 있어 가지 못했다. 회의를 빠지면 그만이지만 신체검사한다고 빠지기엔 여러가지로 낯간지러웠다.

마침내 인슐린 주사를 놓다

…… 방치하는 사이 당뇨 증세는 더욱 심해졌다. 저릿저릿한 아픔 때문에 구두를 신고선 500미터도 걷기 힘들었다. 새벽 화장실 출입은 더욱 빈번해졌다. 머리카락은 쉼 없이 빠졌다. 모발 관리를 받았지만 소용없었다. 가끔 재보는 당수치는 300을 훨씬 넘고 있었다.

편집국장 임기 20개월이 끝났다. 2006년 10월 광고국장을 거쳐 논설위원이 되었다. 밤낮으로 정신없이 뛰어다니지 않아도 되었다. 생각하고 글 쓰는 자리. 자기 관리를 할 수 있는 시간을 낼 수 있었다.

2년여 간 약을 타 먹던 허갑범 내과를 그만 다녔다. 차를 타면 15분 거리의 신촌이었지만 자주 다니지 않게 되었다. 역시 병원은 가까운 게 좋다는 집사람의 말을 듣고 강북삼성병원을 다시 다니기로 했다. 그렇게 하기로 하면서도 머뭇거리자 집사람이 전화를 걸어 예약을 했다. 작은 해프닝이 있었다.

"당뇨 때문에 예약을 좀 하려고요."

"처음이신가요?"

"아뇨. 전에 다닌 적이 있습니다."

"아, 그렇군요. 그럼 전에 치료했던 의사 선생님이 계시니까 그분으로 하겠습니다."

"안 돼요. 그 사람 말고 다른 의사로 해주세요."

"아니, 왜요. 보통 같은 의사 선생님으로 합니다."

"그 사람과 싸웠거든요. 너무 툴툴거려요. 환자를 무슨 죄인이나 된 것처럼 몰아붙였어요. 옆에서 봐도 기분이 상할 정도였죠. 그래서 병원도 옮겼고요. 그 사람이라면 안 다닌다고 할 게 뻔합니다."

"그래요? 그럼 할 수 없군요. 다른 의사 선생님으로 하겠습니다. 먼젓번 분보다는 젊은 선생님이신데 잘 보세요."

담당 의사를 바꾸었다. 그 의사야 나를 기억 못하겠지만 여전히 기분 나쁜데 굳이 그 사람에게 갈 필요가 없었으니까. 그래도 의사를 바꿔주지 않으면 정말 안 갈 생각이었다.

아침 일찍 병원을 찾았다. 아침을 굶으라고 했지만 어차피 먹지 않았던 터라 새삼스러울 건 없었다. 진료 전 필요한 검사를 했다. 피를 뽑고 오줌을 받는 등 대여섯 가지가 되었다. 의사는 괜찮아 보였다.

"오래되셨네요."

"한 7~8년 된 것 같습니다."

"390이면 굉장히 위험한 수치입니다. 더군다나 기간도 오래됐고. 합병증이 왔을 것 같은데요."

"390이라고요? 그렇게까지 높았던 적은 없었는데. 여러가지 자각 증상이 좀 있긴 합니다. 그러나 아직 합병증이라고 할 만한 증세는 없는 것 같은데요."

"오늘 조사한 결과를 보면 알겠죠. 그래도 너무 걱정하지는 마세요. 마음을 편하게 먹는 것도 치료의 한 방법입니다. 일주일 후 다시 뵙죠."

"좀 빨리 보면 안 될까요. 궁금해서."

"시간이 되는지 보죠. 그러면 모레 정도 볼까요."

병원에 동행했던 집사람은 큰일 났다는 얼굴을 하며 그러니까 관리를 제대로 하든가 병원을 좀더 일찍 다녀야 했다며 이말 저말을 늘어놓았다. 그럴 만한 시간이나 계기가 없다는 것을 그 역시 뻔히 알면서도 하는 잔소리였다. 걱정이 되어서 하는 소리겠지만 이제 와서 그게 무슨 도움이 되겠는가. 화가 날 듯했지만 그냥 참았다. 워낙 잘못을 오랫동안 했으니….

이틀 후.

"특이체질인가 봅니다. 수치상이나 병의 기간으로 보면 분명히 합병증이 있을 것이고 꽤 진행되었다고 봐야 하는데 말이죠. 다행히 합병증은 없습니다. 수치는 무척 높지만 전체적인 것을 판단하는 오줌에서도 이상 징후는 없습니다. 그러나 판단하기로 조금만 더 늦었다면 일이 터졌을 겁니다."

수년 전에도 들었던 말. 그때도 조금만 더 방치하면 큰일 난다고 했는데. 어쨌든 다행이었다. 합병증이 오기 전에 병을 관리할 수 있는 기회를 잡았으니까.

"일단 입원을 하시는 게 좋을 것 같습니다."

"입원하기는 좀…. 그런데 왜 입원을 해야 하죠?"

"관리법도 배우고 인슐린 주사도 맞아야 하니 입원하는 게 편합니다.”

“주사를 맞아야 한다고요. 주사는 안 맞고 잘 관리하면 되지 않겠습니까?”

“주사가 약보다 빠르고 좋습니다. 주사라고 하면 대부분 겁을 내는데 괜찮습니다. 빠른 시간 안에 안정을 시키려면 인슐린 주사를 맞아야 합니다. 그러면서 관리하는 편이 훨씬 효과적입니다.”

주사를 맞아야 한다는 게 영 마뜩찮았다. 인슐린 주사는 막판에 맞는 것이라고 들어왔기 때문이었다.

의사는 다시 한 번 입원을 권했다.

“실천을 하지 않아서 그렇지 관리법은 많이 압니다. 주사는 회사가 요 근처니 오가면서 맞도록 하겠습니다.”

“정 그러시다면 그렇게 하시죠. 대신 운동, 식사 등의 관리는 철저하게 해야 합니다. 이번 기회까지 놓치면 정말 후회하게 될 겁니다. 요 밑에 당뇨 클리닉에 가서서 인슐린 주사 맞는 법을 배우세요. 주사약의 효과가 24시간이니까 매일 같은 시간을 정해놓고 맞는 것이 좋습니다. 일단 2주일 정도 지켜본 후 관리가 잘 안 되었으면 그때 입원할 것인지 아닌지를 결정하겠습니다.”

“주사를 내가 놓나요?”

“별로 어렵지 않아요. 배꼽에서 주먹만큼 떨어진 곳에 놓으면 됩니다. 이틀 연속 같은 곳에는 놓지 말고 빙 돌아가면서 놓으세요.”

주사를 직접 놓아야 한다니. 귀찮음은 덜었지만 끔찍했다. 좀더

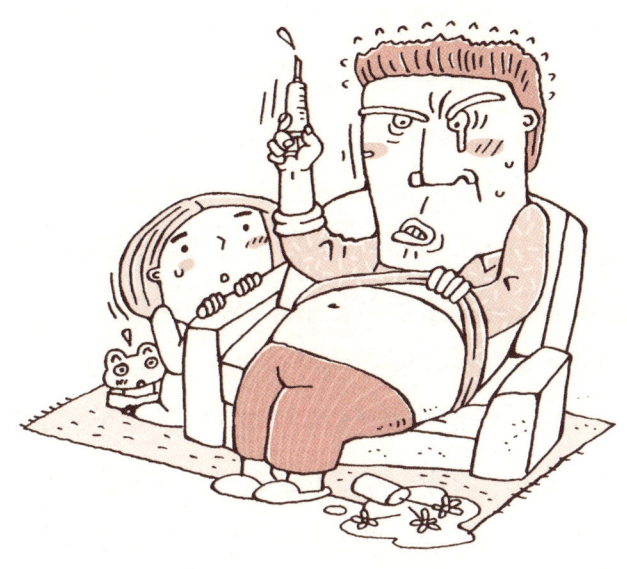

신경을 쓸걸. 후회막심이었다.

　주사 놓는 법은 그렇게 어렵지 않았다. 1회용 주삿바늘이라 귀찮을 것도 없었다. 배꼽에다 주먹을 대고 그만큼 떨어진 곳의 뱃살을 잡아 바늘을 꼽으면 됐다. 용량을 조절할 수 있는 숫자가 씌어 있으니 거기에 맞춰 놓으면 되는 것이었다. 같은 자리에 2~3일 내에 또 놓게 되면 아프기도 하지만 투입이 제대로 안 될 수 있으니 조심하라고 했다. 그래도 기분은 영 아니었다. 어쩌다가 이 지경이 되었는지.

　집사람은 인슐린 주사를 맞아야 한다고 하니 얼굴색이 노래졌다. 주사를 맞는 지경까지 가서는 안 된다는 말을 여기저기서 들었기 때문이었다. 의사에게 들은 대로 안심을 시켰지만 여전히 근심 가득한 얼굴이었다. 또 한마디하고 싶은 표정이었으나 참는 것도 보였다. 병원에 갔다 온 그날 밤 11시경, 첫 인슐린 주사를 맞았다. 바늘을 꽂기 전 그 부위를 약솜으로 씻고 주사약을 조금 뺐다. 그러고 난 후 바늘을 꽂았다. 집사람보고 놓으라고 했더니 못 하겠다고 했다. 나 역시 싫었지만 어차피 내 일이니 내가 하자고 마음먹었다. 집사람이 뱃살을 잡고, 나는 주사를 놓았다. 주사기의 숫자 표시는 20까지 되어 있었지만 의사의 지시대로 12에다 맞췄다. 쑥 들어갔다. 혹시 속이라도 건드리면 어쩌나 걱정했지만 다 들어가 봤자 여전히 뱃살이었다. 그다지 아프지 않았다. 주사기를 뺄 때 너무 천천히 빼는 바람에 살짝 긁혔다. 피가 조금 났다. 울상이 되다시피 했던 집사람의 얼굴이 흙빛으로 변했다. 그 얼굴을 보니 오히려 담담해졌다. 첫 주사는 그렇게 무사히 끝났다. 큰일을 치른 것 같은 느낌이었다.

생활환경을 바꾸기 시작한 첫 주

······ 아침 식전 공복상태에서의 수치는 여전히 높았다. 290 정도였다. 거의 400대에 이른 병원에서의 첫 수치에 비하면 매우 낮았지만 정상이 아니기는 마찬가지였다. 하긴 첫술에 배부르겠는가.

아침밥을 먹었다. 사실 아침밥을 먹은 것은 한 달쯤 되었다. 오랫동안 뭘 먹지 않으면 속이 쓰리거나 심한 경우 구토증을 느꼈고 그것이 길게 이어지면서 위염, 위암 등의 질병이 걱정되어서였다. 콩을 많이 섞은 잡곡밥이었다. 많이 먹는 것이 부담스러워 3분의 2공기쯤 먹었다. 혹시 그대로 다 먹을지도 몰라 미리 들어냈다. 반찬은 된장찌개에 콩나물 무침. 점심은 보통 때와 별다른 게 없었다. 저녁이 문제였다. 집에 들어가서 먹자니 좀 늦을 것 같아서 회사 근처에서 먹었다. 아무래도 간단한 게 좋을 것 같아 회사 옆 식당에서 순두부 백반을 먹었다. 전에도 가끔 가던 집이었는데 관심을 가지고 자세히 보니 잡곡밥이었다.

늦은 저녁, 집 근처 정릉초등학교 운동장을 걸었다. 밤이라 약간 쌀쌀했지만 걸을 만했다. 둘러보니 운동장을 걷는 사람들이 많았다. 운동장 한 바퀴를 돌면 3분여. 열다섯 바퀴를 걸었다. 45분쯤 걸린 것 같았다.

집에 들어와서 혈당을 쟀다. 305. 높은 수치였지만 식전 혈당과 비교하면 그래도 괜찮다 싶었다. 다음날 아침 수치는 260이었다.

200선을 무너뜨린 셋째 주

······ 주사약의 용량을 18로 올렸다. 차도가 있으니 내려야 하지 않겠느냐고 했더니 처음 용량이 적은 것은 신체 적응을 위한 것이라고 했다. 의사 생각으로는 28 정도까지는 가야 할 것 같다고도 했다. 주사약이 들어갈 때 몹시 아팠다. 살핀다고 살폈는데 어제 찌른 곳을 또 찌른 탓이었다. 밤에는 여전히 200을 넘었지만 아침 식전 혈당수치가 처음으로 200을 깼다. 190이었다. 미세한 차이였지만 기분이 괜찮았다.

아마도 200 이하를 기록한 것은 그때가 처음이지 싶다. 2년여 전 혈당을 20여 일간 잰 적이 있었다. 그땐 아침 식전에만 쟀다. 저녁 식후는 수치가 높을 게 뻔해서 피하고 심적 위로라도 받을 수 있는 아침을 택한 것이었다. 20일 평균이 270선이었다. 가장 낮을 때가 240이었고 높을 땐 290선이었다. 그러다가 일을 핑계로, 아니면 아직 괜찮겠거니 하면서 관리하던 것을 접었다.

그때에 비하면 양호한 성적이었다. 그때와 다른 것은 관리를 하자는 마음을 먹고 본격적으로 치료에 나섰다는 것이었다. 걷기는 빠지지 않고 했다. 밤마다 운동장을 돌거나 집 주변을 도는 것이 귀찮기도 하고 처량하기도 해서 걷는 시간을 낮으로 바꾸었다. 점심시간을 활용했다. 회사 근처로 약속 장소를 잡을 때, 가능하면 멀리 잡았다.

인사동, 효자동, 명동이 많았지만 더러는 신촌까지 진출하기도 했다. 시간을 벌 수 있었다. 조금 일찍 회사에서 나가고 조금 늦게 회사로 들어왔다. 오갈 때 모두 걸었다. 회사에서 효자동까지는 20여 분, 인사동까지는 25분 정도 걸렸다. 갈 때는 바로 갔지만 돌아올 땐 청계천에서 서울시청을 지나 덕수궁을 경유했다. 먹는 시간을 줄이고 걷는 시간을 늘렸다. 신촌까지는 40분이 걸린다. 갈 때는 차를 타고, 돌아올 때 걸었다. 걷다 보니 나름대로 재미가 있었다. 차를 타고 휙휙 지나갈 때는 보지 못했던 것들이었다. 어느 지점에 뭐가 있고 어느 지점엔 음식이 맛있을 것 같은 집이 있다는 것도 알았다. 한 번 봐둔 집은 나중에 혼자 밥을 먹을 때 한번씩 들렀다.

식사요법도 계속했다. 운동 못지않게 소식이 중요하다는 것을 깨달았다. 저녁을 제시간에 먹지 못하는 경우가 제법 있었다. 그럴 때 조금 먹었더니 수치가 괜찮았다. 늦은 밤 출출하거나 입이 영 심심하면 무를 먹었다. 옛날과는 다른 초기 진압법이 도움이 됐지 싶다.

천천히, 아니면 빨리빨리

...... 당뇨에 걸리면 대부분 약을 먹지 않으려고 한다. 스스로 나아

야지 한번 약을 먹기 시작하면 계속 먹어야 한다는 생각 때문이다. 그래서 약을 먹지 않으려고 하고 그 지경에 이르면 큰일 난 것처럼 생각하거나, 약을 먹고 있으니 이젠 괜찮겠지 하고 속으로 생각들을 한다. 하지만 당뇨는 완치가 되지 않는 것. 나의 경우처럼 최초 발견 때 운동을 열심히 해서 나았다가도 당뇨가 좋아하는 조건이 되면 거의 다시 나타난다. 당뇨에 걸렸다는 것은 몸이 그럴 만한 상태가 되었다는 말이기 때문이다. 의사의 말이 아니라 경험상 그럴 것 같다는 것이니 꼭 맞는 말은 아니겠지만 전문의들도 그 점은 인정하고 있다.

약은 곤란하고 주사는 더더욱 안 된다는 생각에서 비롯된 것이 단계적 치료방법이다. 상황에 따라 강도를 더해가는 것이라고 할 수 있다. 처음 당뇨를 만나면 대부분 운동과 식사요법을 쓰게 된다. 심하지 않으니 조금만 신경 쓰면 당뇨의 흔적은 이내 사라진다. 보통 이때 마음을 놓게 된다. 당뇨 자체가 큰 병은 아니고 그로 인해 특별히 나빠지는 징후를 발견할 수 없으니 그럴 수밖에 없다. 만약 이때부터 정말 관리를 철저히 하면 '굿바이 당뇨'를 외칠 수 있다. 그러나 이미 당뇨에 노출된 몸은 조금만 소홀히 하면 당뇨를 다시 맞이한다. 알고 있는 주위 사람들 대부분이 그 과정을 겪고 있다.

다시 병원을 찾을 땐 약의 도움을 받는다. 증상이 가벼우므로 약도 가볍다. 약의 도움 속에서 운동과 식이요법을 하면 되는 기간이지만 약만 믿고 방치하는 경우가 80% 이상이라고 생각한다. 그러면 처방약의 용량이 높아진다. 그러다 병이 진행되고 몸이 필요한 만큼의 조절을 못 하게 되면 인슐린 주사를 맞는다. 인슐린은 마지막 처방이다. 그 전에 당뇨를 잡아야 한다.

아직도 우리나라 일부 의사들은 위와 같은 단계적 치료법을 선호한다. 환자가 그걸 원하므로 따라가는 경우도 있다. 약에 대한 내성이나 인슐린 주사에 대한 일반인의 두려움도 그래서 생겼다. 단계적 치료법은 전통적인 치료법이라고 할 수 있는데 최근 미국 등지에서는 초기 진압법을 강조하고 있다.

단계적 치료도 장점이 있지만 조절기간이 너무 길고, 그러다 보면 시간이 흘러 합병증을 불러올 수도 있다. 초기 진압법은 이런 점을 감안한 빨리빨리 치료법이다. 그들은 당뇨약의 경우 내성이 없다면서 운동 및 식사요법과 함께 당뇨약을 일찍 먹는 것이 사람을 덜 피곤하게 할 뿐 아니라 고혈당으로 인해 췌장 기능이 떨어지는 것을 막을 수 있어 좋다는 판단을 하고 있다. 그러므로 요즘 치료법은 당뇨약을 먹었음에도 혈당 조절이 제대로 되지 않으면 다른 약을 쓰거나 약의 용량을 높인다. 인슐린 주사 처방도 같은 맥락이다. 일단 당뇨를 안정권으로 내려놓는 것이 중요하므로 약과 함께 바로 인슐린 주사를 처방한다.

내용을 알고 보면 과거의 단계적 치료법보다 현대식 초기 진압법이 더 효과적인 방식이다. 그러니 굳이 주사 맞는 것을 두려워 할 이유가 없다. 듣던 것과는 다른 방식이어서 주저주저했지만 실제 해보니 그리 걱정할 것이 아니었다. 전에 없이 관리도 철저히 했지만 비교적 빨리 혈당수치가 내려앉은 것도 초기 진압법 덕택이라는 생각이 든다.

조금씩 차도를 보인 5주째

...... 혈당수치가 뚝 떨어졌다. 식전, 식후 모두 200 밑에서 놀았다. 식전에는 140을 기록하기도 했다. 식후에도 이젠 200을 넘는 경우가 거의 없었다. 위도 편안해졌고 오줌으로 인한 피해도 없어졌다. 아침밥을 먹은 지 2개월여. 식전 속쓰림이 없어졌다. 배가 좀 고파도 나타나는 증상은 없었다. 직접 진찰을 하지 않았으니 속단할 수는 없었지만 더이상 위가 따끔따끔하지 않았다. 별다른 처방을 하지 않았으니 상식대로 아침밥을 먹은 것이 주요인이라고 아니 생각할 수 없었다. 아침밥의 중요성은 한의학과 양의학이 이구동성으로 주장하는 바. 아침밥을 먹어야 뇌도 움직이기 시작하므로 공부하는 학생들은 반드시 아침식사를 해야 한다는 학설에 대해선 이제 이견이 없다. 한의학에서는 오행까지 살피며 아침밥의 중요성을 역설하고 있다. 우리의 몸은 자연을 닮은 것. 그래서 해 뜨면 일하고 해 지

면 자야 한다는 것인데 바쁜 현대인의 생활이 그럴 형편이 아니니 눈떴을 때 최소한 우리 몸이 그것을 인식할 빌미는 주어야 한다는 것. 몸을 움직이게 하고 뇌를 움직이게 하는 첫 열쇠가 바로 아침밥. 그래서 아침밥을 먹지 않았을 때보다 아침밥을 먹었을 때가 더 빨리 배가 고픈 것이라고 했다. 얼른 생각하면 이치에 안 맞는 말 같지만 위와 뇌가 운동을 시작했다는 것과 안 했다는 것의 차이일 뿐이며 그건 누구나 경험을 하게 되면 알게 된다.

한의학에선 저녁밥보다 아침밥이 더 중요하다고 가르친다. 조반석죽朝飯夕粥이라는 말이 있다. 아침은 든든하게 먹고 저녁은 가볍게 먹으라는 말이다. 아침은 먹는 둥 마는 둥 하고 저녁이면 걸판진 회식판을 벌이는 현대인의 식생활과는 정반대이다. 우리 몸은 신비해서 그런 생활을 오래 하다 보면 주인의 생활 패턴에 따라 스스로 조절한다지만 건강 원리는 그것이 맞는다는 것이다.

여론독자부장, 「매거진X」 부장을 거쳐 지금은 경향신문 사업국장으로 일하고 있는 이동형 씨의 장인은 한의사이다. 지금은 돌아가셨지만 부산에서 알아주는 명의인데 결혼 후 첫 방문 때 아침상을 보고 이 국장은 깜짝 놀랐다. 쇠고기에 생선에 갖은 채소에 그야말로 상다리가 휘어질 정도였다. 그는 속으로 아마도 사위 대접한다고 그러는 모양이라고 생각하면서도 뭔 놈의 아침을 이토록 푸짐하게 차리는가 하고 의아해했다. 아침이 이러면 점심, 저녁은 또 어떨까 했지만 점심, 저녁은 아침보다 못했고 특히 저녁은 아침상의 절반에 지나지 않았다. 참 이상한 집안이구나 생각하면서 다음날을 맞았는데 또 아침상이 그득한 것 아닌가. 더욱 못 말리는 것은 식구들 모두 씩씩하게 잘 먹어치우는 것이었다. 그래서 물어봤더니 장인은 아침상은 풍성해야 하는 법이라고 했다.

"아침밥을 잘 먹어야 활동을 잘할 수 있는 법이네. 아침밥은 그날의 원동력인 동시에 우리 몸에 하루가 시작되었음을 알리는 신호이네. 머리와 몸이 충분한 기를 받아야 신나게 하루를 시작하지 않겠나. 저녁은 적게 먹는 게 좋아. 머리도 쉬어야 하고 위도 쉬어야 또 일을 할 수 있는 법이네. 저녁밥을 많이 먹거나 늦게 먹으면 우리 몸이 쉬지를 못해. 잠이 들었어도 자기 몸의 일부는 계속 혹사당하고 있으니 잠을 자도 자는 것이 아니네. 요즘 우리네 생활이 허락지 않아서 그렇지 가능하면 '아침은 풍성하게 저녁은 간단하게' 가 좋은 거야. 사과나 과일이 몸에 좋지만 먹는 시점에 따라 영양이 다른 것도 같은 이치지. 아침 사과가 금사과라면 늦은 밤 사과는 동이 아니라 똥사과인 거야. 어쨌든 저녁은 적게 먹는 게 여러모로 좋네."

언젠가 아는 사람이 아침에 삼겹살을 구워 먹고 나면 하루가 든든하다고 해서 속으로 흉을 보았는데 장인의 말을 들으니 그게 더 옳은 식사법 아닌가. 적든 많든 아침밥은 꼭 먹는 것이 여러모로 좋을 듯싶다. 병원에 안 갔어도 위의 통증이 없어졌고 당뇨 관리에도 도움이 된 것 같으니 말이다.

지저분했던 바지와 구두가 말끔해졌다. 한밤중 오줌 누기 역시 사라졌다. 오줌에서 심하게 나던 악취도 사라진 듯했다. 암모니아 냄새인지 오줌에서 역한 냄새가 났었다. 세제를 풀어놓은 듯 일던 거품도 거의 없어졌다. 보통사람의 오줌과 다르지 않았다. 당뇨가 많이 좋아졌음을 느끼게 하는 것들이었다.

관리 징후가 나타나기 시작한 7주째

······ 병원을 찾는 횟수를 줄였다. 1주, 2주, 3주 만에 체크했으나 4주 후에 보아도 될 것 같다고 했다. 저녁 식후엔 더러 150을 넘기도 했지만 식전수치는 110대에 머물렀다. 회사에서 하는 정기검진에선 당뇨가 정상인 것으로 나왔다. 지방간과 부정맥의 흔적이 있지만 걱정하지 않아도 될 정도라는 결론이었다. 두부라는 음식을 새롭게 보게 되었다. 머리카락은 더이상 빠지지 않았다.

저녁이 항상 문제였다. 오후 6시쯤 먹는 것으로 계획을 짜고 그대로 했지만 혼자 먹기가 좀 그래서 거르는 날도 있었다. 20분쯤 걸어가서 뭘 먹고 조금 돌아 30분쯤 걸으면 되겠다 싶어 몇차례 했다. 경향신문의 위치는 도심의 명당 중 명당이다. 2분 거리에 경희궁이 있다. 5분 거리에 배재공원이 있다. 10분 거리에 덕수궁이 있다. 20분

거리엔 서대문 공원이 있다. 가고 오는 길에 이것저것 구경하다 보면 시간이 금방 간다. 회사에서 출발해서 정동길을 따라 내려가다 덕수궁, 광화문을 돌아 다시 회사에 오면 30분을 걷게 된다. 그게 조금 모자라 광화문을 돈 후 덕수궁 뒷길을 거슬러 올라오면 40분. 경희궁을 세 바퀴 정도 돌면 30분이다. 수목이 있는 숲길을 멀리 돌면 두 바퀴만 돌아도 된다. 계절을 느낄 수 있는 낭만이 부차적으로 따른다. 경희궁을 세 바퀴 돈 후 역사박물관 쪽으로 내려와 덕수궁 돌담길을 걷고 올라오면 50분. 회사에서 서대문 쪽 농협을 돌아 순화동을 거쳐 배재공원으로 돌아오는 길은 25분. 시간이 될 때 순화동 쪽에서 시청까지 갔다가 덕수궁과 광화문을 돌면 역시 50분이다. 시교육청을 지나 교문동 동네 길을 지나 인왕산 스카이웨이에 들어서면 걷고 싶은 만큼 걸어도 된다. 언제나 조용한 이곳에선 시간에 맞춰 갈 곳을 정하면 40분에서 1시간 30분까지 코스가 다양하다.

진짜 함박눈이 펑펑 내리면서 날씨까지 따뜻했던 지난 겨울 어느 일요일. 그날은 마침 노는 날이었다. 그런 눈 구경이 오랜만이어서 작심하고 정릉을 출발했다. 성북동으로 향하는 오르막길을 오른 후 북악 스카이웨이와 인왕 스카이웨이를 쭉 이어 걸었다. 반을 잘라서 걸은 적은 많지만 쭉 이어서 걸은 것은 그때가 처음이었다. 눈 때문에 차량 통제가 이루어져 걷기가 더 좋았지만 그렇지 않더라도 산책길을 만들어놓았기 때문에 산책길로는 그만이다. 북악 팔각정, 자하문을 거쳐 사직공원까지 걸었더니 2시간여가 지나갔다. 아름다운

설경이었다. 걷기를 시작한 것은 당뇨가 아니더라도 참 잘했다는 생각이 걷는 내내 들었다. 그 길은 아마 서울에서 가장 멋있는 산책길이지 싶다. 새로 만든 청계천 길도 좋지만 아무래도 철 따라 옷을 갈아입는 그곳보다는 못하다. 자연을 많이 살리기는 했지만 청계천은 꾸민 아름다움이다. 몇번 걷다 보면 싫증이 난다. 하지만 그곳은 언제나 새로움이 있다. 그 새로움은 굳이 보려고 하지 않아도 절로 들어온다. 자연은 그처럼 위대하다.

영천시장을 거쳐 서대문 공원까지 가서 공원을 두어 바퀴 돈 후 다시 오면 한 시간이 훌쩍 지난다. 그날은 가는 중간에 있는 '김밥천국'에서 따로국밥을 한번 먹어볼까 생각하고 5시 30분쯤 회사를 나섰다. 김밥천국에선 라면이나 김밥만 파는 줄 알았는데 막상 들어가 보니 메뉴가 무척 많았다. 벽의 한쪽이 메뉴로 꽉 찰 정도. 가격도 싼데다 그럭저럭 먹을 만해서 걷고 난 후 가끔 들어가곤 했다. 그러나 길을 가면서 생각을 바꿨다. 혹시 영천시장에서 뭔가 새로운 것을 발견하면 그걸 한번 먹어보자고 마음먹었다.

영천시장 안으로 들어서서 스무 걸음쯤 갔을까. 명품이 거기 있었다. 김이 모락모락 피어오르는 생두부. 주인 아낙은 순 국산이라면서 직접 만들었다고 했다. 하도 중국산이 판을 치는 마당이어서 쉽게 믿어선 안 되겠지만 말하는 품새나 행동거지로 볼 때 믿어도 될 듯했다. 대학시절 두부로 저녁과 술을 함께 해결했던 기억이 떠올랐다. 두부 안주에 막걸리는 적은 돈으로 배도 채우고, 술도 취할 때까지 마실 수 있는 최고의 음식이었다. 방울토마토가 좋다고 해서 사먹었지만 포만감이 없어 고민을 하고 있을 때여서 좌판에 성큼 앉았다. 배고픈 김에 양껏 먹었다. 주인 아주머니는 '두부는 밭에서 나는 쇠고기라 영양가도 많지만 아무리 많이 먹어도 절대 뒤탈이 없다'며 거들었다.

두어 시간 후 혈당을 쟀다. 105였다. 병원에 다닌 후 저녁 최저치이고 정상치였다. 이거다 싶었다. 다음날 유진상가에서 역시 국산 두부임을 강조하는 아주머니에게서 김이 나는 두부를 샀다. 대형 슈퍼 등에서 풀무원인가 어디서 만들어 파는 포장 두부가 있다고 했지만 집사람과 나는 시장 두부를 먹기로 했다. 진짜 국산이고 위생상 좋은 것인지는 잘 몰랐지만 그래도 두부라면 역시 시장 두부라는 생각에서였다. 사온 지 두어 시간이 지나 식은 상태였지만 다시 데우니 나무랄 게 없었다. 평소의 저녁 시간보다 2시간가량 늦었다. 김치에 싸서 먹어도 보고 양념간장에 찍어서 먹기도 했다. 시장에서 파는 한 모는 좀 많은 듯했다. 절반 정도를 먹었다. 배가 든든했다.

시간이 가기를 기다렸다. 결과가 궁금했다. 이번엔 100이었다. 다른 사람은 어떨지 모르겠지만 나에겐 최고의 당뇨식이었다. 그 후 틈나는 대로 실험을 했지만 저녁을 두부만으로 때운 날은 항상 수치가 정상이었다. 걷기를 제대로 하지 못한 날도 두부는 배신하지 않았다.

머리카락은 검증이 더 필요한 부분이다. 당뇨가 좋아지면서 빠지는 것이 확 줄었지만 다른 것과 함께했기 때문이다. 올해 78세인 어머니. 수년 전부터 머리카락이 빠졌다. 연세가 있으시니 자식들은 그냥 지나쳤지만 어머니는 나름대로 숭숭 비어가는 앞머리 쪽이 마음에 걸리셨던 모양이었다. 그런데 어느날 보니 머리가 제법 빼곡했다. 무슨 비결이 있었을까 싶어 지나가는 말로 물었더니 식초 덕분인 것 같다며 성당에 같이 다니는 분이 가르쳐주었다고 했다. 보통비누로 머리를 감은 뒤 다시 깨끗한 물을 받아 식초를 한두 방울 떨어뜨린 후 머리카락을 헹구면 괜찮다고 해서 그렇게 했더니 신기하게도 숱이 많아졌다고 했다.

두피관리에 일가견이 있는 준오헤어의 강윤선 원장에게 물었더니 일리가 있는 것 같다고 했다. 산성인 식초가 중화작용을 해주는 덕분일 수 있다는 해석을 했다. 강 원장은 머리로 일가를 이룬 사람이다. 그가 이끄는 준오헤어는 세계적 화장품 업체 웰라가 선정한 '세계 10대 헤어 브랜드'에 뽑힐 정도지만 시작은 미미했다. 동네 미장원에서 시작, 1981년 서울 성신여대 앞에 준오헤어 1호점을 연후 26년 만에 직영점 50개에 직원이 1,500여 명인 '미용왕국'을 건설했다. 지난해에는 서울 청담동에 '애브뉴 준오'라는 토털뷰티 살롱을 열었다. 애브뉴 준오는 토털 서비스 시스템이다. 파마, 염색, 모발관리, 샴푸를 앉은 자리에서 서비스 받을 수 있다. 보통 프랜차이즈는 자금이 있으면 브랜드를 빌려주는 형식이어서 기술 수준이

일정치 않다. 하지만 준오헤어는 능력 있는 직원에게 점포를 맡기고 관리하고 있어 어느 지점을 가도 미용 기술을 믿을 수 있다. 미용 기술이 일정 수준에 도달하지 않고 관리 능력이 없으면 점장으로 발령 내지 않는다.

그러나 머리카락이 새로 난 것 같지는 않았다. 아마도 가늘어진 머리카락이 굵어지고 모근이 탄탄해져 그렇게 보인 것 같다. 미용 4반세기인 전문가의 의견도 그러하고 눈으로 직접 효과를 확인한 것이니 믿고 따르기로 했다.

다음날부터 식초를 이용했다. 원리는 모르지만 비누보다는 모발에 좋다는 댕기머리 샴푸로 머리를 감은 후 시장에서 사온 보통 식초를 조금 넣어서 머리를 깨끗이 헹구었다. 시간이 좀 많이 걸리는 단점이 있었지만 효과가 있었다. 얼마나 오래되었는지는 정확하지 않다. 적어도 2~3개월은 된 것 같다. 일주일이 멀다하고 수챗구멍을 가득 채웠던 머리카락은 더이상 보이지 않았다. 머리를 빗고 난 후의 자리도 깨끗했다. 투자 대비 효과가 만점이었다. 지금도 좀 귀찮긴 하지만 식초 마무리를 하고 있다. 금방이라도 대머리가 될 것 같던 머리였지만 아직 건재하다. 비었던 머리 가운데 부분도 그래서 그런지 좀 채워진 것 같고. 집사람도 확실히 좋아진 것 같다며 식초의 효능에 동의했다.

안정세에 접어든 12주째, 피가 맑아지다

...... 3개월이 흘렀다. 망년 연말의 고비도 그런대로 넘겼다. 이제 수치는 식전 식후 모두 비슷했다. 90에서 120 사이였다. 병원이 권하는 정상치였다. 병원에서 정한 혈당 조절 목표는 식전이 80~120, 식후가 160 이하, 그리고 잠자기 전이 100~140. 피도 맑아졌다. 당뇨와 밥의 상관관계를 확인했다.

나이 50이면 만남의 자리가 많다. 고교 친구, 동네 친구, 대학 동창, 회사 동료, 그리고 사회에서 만난 수많은 사람들. 해가 가기 전 한번은 얼굴을 봐야 하지 않느냐며 만남을 주선한다. 그런 만남은 주로 밤에 이루어지고 그 밤은 술로 지새게 된다. 젊은 사람들에겐 그 만남이 또 다른 만남의 시작이지만 나이 든 사람에겐 정리하는 만남이기도 해서 피하기가 여간 힘들지 않다. 10회 정도는 보통일 듯한데 내 경우는 줄잡아 30여 회는 되었다. 그 자리에 다 나가 술을 퍼부으면 지금까지의 노력이 수포로 돌아가는 것. 모질게 마음먹고 만남을 엄선했고 자리에 나가도 물 잔으로 술잔을 대신했다. 약속 시간보다 늦게 나가 일찍 도망치는 방법도 병행했다.

술자리에서 술을 마시지 않는 것은 보통 고역이 아니다. 나는 멀쩡한데 일행은 몇잔 술에 거나해져 시끌벅적하다. 처음엔 술을 권하지 않다가 폭탄이 몇 순배 돌고 나면 어김없이 강권하게 된다. 술을 함께 마실 때는 그런 자리가 3~4시간 이어져도 괜찮다. 아니 갈수록 재미있다. 하지만 술을 마시지 않고 보고만 있으면 한 시간여만 지나도 허리가 아프고 좀이 쑤신다. 한잔할까 하는 유혹을 뿌리치는 것도 쉽지 않다.

사실 술은 필요하다. 꽉 막힌 일상을 시원하게 뚫어주는 청량감이 있다. 한바탕 몸을 혹사하고 나면 머리가 깨끗해짐을 느끼기도 한다. 텅 빈 것 같은, 그래서 또다시 채울 게 있을 것 같은 상태는 알코올이 아니면 만들어내지 못하는 기분 좋은 아픔이 아닌가 생각한다. 권하기도 하고 그러고도 싶어 두 차례 정도 제법 진하게 마셨다. 술을 마구 마시던 때에 비해 주량이 뚝 떨어졌다. '술은 마실수록 는다'는 말이 맞는 것 같다.

술을 마실 때는 좋았지만 마신 후 고생이 심했다. 마신 그날 밤의 수치는 그럭저럭 괜찮았으나 이상하게도 다음날이면 100 언저리에서 놀던 수치가 200을 넘어갔다. 다시 떨어뜨리자면 3~4일 피나는 노력을 해야 했다. 그것이 싫어 나중엔 술을 자진해서 마시지 않았다. 안 나오면 가만있지 않겠다는 자리는 다 뺐다. 당뇨니 뭐니 하면서 열심히 설명해도 '그까짓게 뭐 대수냐'며 막무가내로 안기므로 아예 참석을 하지 않았다. 그런 날은 핸드폰이 불이 난다. 술이 거나해지면 누가 먼저랄 것도 없이 전화를 건다. 잘못 받으면 돌아가면서 한마디씩 하기 때문에 여간 피곤하지 않다.

요즘 젊은 사람들은 핸드폰 없이는 못 산다며 핸드폰 우울증까지 걸린다지만 삐삐도 신기하게 보고 핸드폰 없이도 아무 문제없이 살았던 우리 같은 사람에게 핸드폰은 애물덩어리다. 편집국장 시절에는 하루 24시간 핸드폰을 끼고 살았다. 급하게 처리해야 할 일이 있기도 하고 큰일이 터질 때도 있어서 잠시도 떼어놓고 있을 수 없었다. 하지만 그 후부터는 노는 날이거나 휴가를 가는 때면 핸드폰을 아예 놓고 다닌다. 핸드폰 없는 세상은 참으로 조용하다.

그러던 어느날 오랜 친구들과의 만남이 있었다. 서로가 서로를 잘 아는 사이여서 긴장할 필요가 없는 자리. 약속 시간이 8시로 다소 늦은 편이었지만 저녁을 먹지 않은 채로 갔다. 선술집에서 삼겹살에 소주를 걸쳤다. 이야기가 주고 술은 반주 정도였다. 삼겹살을 먹은 후 모두 밥을 시켰다.

언제부터인지 정확히 모르겠으나 고기 따로, 밥 따로 먹는 것이 코스처럼 되었다. 그건 점심에도 크게 다르지 않다. 고기를 양껏 먹고 난 후 된장찌개를 곁들여 식사를 하거나 별도의 음식을 시킨다. 어릴 적엔 고기를 먹은 기억도 많지 않지만 밥과 고기반찬을 같이 먹었던 것 같은데 말이다. 고기로 배를 채우고 그 위에 밥을 얹으니 과식이 되는 것은 뻔한 이치. 가끔 식당에 가서 고기를 먹을 때 밥을 함께 시키면 대부분 고기를 다 먹을 때까지 공깃밥을 가져다주지 않는다. 그래서 더러 화를 내기도 했는데 그들 역시 고기 따로, 밥 따로의 식습관에 익숙해져 있는 탓이다.

요즘의 당연한 코스였지만 늦은 식사여서 머뭇거렸다. 밥까지 먹으면 좋을 게 없고 대충 배도 찬 것 같았다. 그때 생각난 말이 '당뇨에는 밥 먹지 말라' 는 것이었다. 아마도 탄수화물의 섭취를 줄여야 한다는 취지인 것 같은데 어쨌든 밥을 먹지 않았다. 최고급 식당에 가서 뭘 먹든지 마무리로 밥을 먹어야 개운했고, 밥이 보약이라는 생각으로 어떤 경우든 밥을 먹었던 터라 마무리 밥이 들어가지 않으니 서운했지만 일단 밥을 먹지 않았다. 따라 나온 된장찌개만 두어 숟갈 들었다.

결과가 궁금했다. 늦은 밤까지 기다려 수치를 쟀다. 115. 다시 확인하고 싶었다. 일요일 저녁 집에서 고기를 구워 먹었다. 잘 먹지 않던 상추와 배추겉절이 등을 곁들였다. 역시 수치는 정상이었다. 육류가 썩 좋지는 않지만 어쩌다 먹게 되어도 밥만 먹지 않으면 안전하다는 나름의 결론을 냈다. 그 후론 쇠고기를 먹게 되는 점심에도 밥을 먹지 않았다. 아침, 점심은 사실 시간적으로 여유가 있다. 활동을 하다 보면 대부분 소모되므로 결정적인 영향을 미치지는 않는 것 같다. 하지만 '만사 불여튼튼' 이라는 생각으로 가능하면 쌀밥을 멀리했다.

수치가 정상치에 도달하면서 피도 맑아졌다. 300을 훨씬 상회했을 땐 혈당체크를 하기 위해 피를 뽑을 때도 아프고 힘이 들었다. 혈당계에 씌어 있는 1에서 5까지의 숫자는 바늘의 힘을 조절하는 것인데, 전에는 5에다 놓고 손가락 끝을 찔러도 피가 잘 나오지 않았다. 5의 바늘로 찌른 후 짜내야 했고 그나마도 피가 잘 나오지 않아 다시 한 번 찌른 적도 있었다. 손가락을 뒤집어도 피가 떨어지지 않았다. 눈으로 보기에도 끈적끈적했다. 손가락 끝에 매달려 있는 피를 보면서 생각했다. 나오는 피가 이러니 속에서 제대로 돌 리가 없지 싶었다. 색깔도 검붉었다. 탁한 느낌이었는데 피를 찍은 딱딱한 종이 같은 것의 뒷면을 보면 어두운 녹색이었다. 그러나 수치가 정상에 접어든 어느날 그것이 바늘의 세기를 가리키는 것인 줄도 모르고 그냥 찔렀더니 피가 솟구쳤다. 실제로 그런 것은 아니고 느낌이 그랬다. 누르지도 않았는데 피가 줄줄 흘렀다. 그때서야 자세히 보니 숫자가 씌어 있었다. 3으로 낮췄다. 이내 2까지 낮추었다. 전혀 아픈 것을 감지하지 못했는데도 피가 필요치 이상 나왔다. 종이의 색깔도 맑은 연녹색이었다. 그 정도면 인체 구석구석까지 피가 잘 돌아다닐 것 같았다.

90점은 더 되는 것 같은데…, 17주째

…… 병원의 검진기간을 5주로 늘려 잡았다. 당화혈색소가 7%라고 했다. 처음 듣는 당화혈색소. 하지만 그것이 중요하다고 했다. 몸무게에 변함이 거의 없다. 날씨가 추워서 걷기가 힘들어졌다. 식전

공복상태에서의 채혈로 진단을 하더니 그날은 식후 두 시간의 상태를 점검하자고 했다. 전날부터 조심을 하고 아침을 비빔밥으로 끝냈다. 고추장, 콩나물, 된장찌개를 섞어서 비볐다. 양은 역시 3분의 2. 오랫동안 소식을 한 덕인지 이젠 조금만 먹어도 배가 불렀다.

당화혈색소가 정상이 되어야 비로소 당뇨에서 벗어날 수 있다고 했다. 보통 혈당수치만을 보지만 그것은 이를테면 겉보기. 속을 다 들여다보는 것이 당화혈색소이다. 목표치는 6.5%인데 검사하니 7%가 나왔다. 의사는 관리가 썩 잘되고 있다며 100점 만점에 90점은 충분하다고 했다. 졸업 시점이 멀지 않았다는 이야기인가. 하지만 당뇨기는 늘 몸 안에 있는 것. 조금만 관리를 소홀히 하면 언제든지 튀어나오므로 상태가 좋아졌다고 해서 졸업하는 것은 아니다. 그래도 좋다니 좋았다. 여의도에서 한의원을 하고 있는 김문호 한의원의 김원장이 맥을 잡아보더니 진맥상 당뇨는 느껴지지 않을 정도라고 말했다. 1년여 전 당뇨가 왕성했을 때의 맥과는 사뭇 다르다고 했다.

몸무게는 벌써 몇주째 그대로이다. 58킬로그램에 거의 맞춰져 있는 듯 변함이 없다. 적게 먹은 탓인지 아랫배도 나오지 않았다. 전에는 아랫배가 제법 나와 보기도 싫었지만 뭘 먹고 나면 배가 빵빵해서 힘들었다. 몸무게는 혈당수치 못지않게 중요한 것 같다.

독일 분데스리가에서 명성을 떨친 차범근 씨는 몸무게를 매우 중요시한다. 월드컵 국가대표 감독이었던 그는 매일 아침 선수들의 몸무게를 재는 것으로 하루를 시작했다. 가장 잘 뛰었을 때의 몸무게를 파악한 후 그것과 비교했다. 몸무게가 늘었으면 전날 훈련을 게을리 했다고 볼 수 있다. 몸무게가 줄었다면 그건 선수 신분에 맞지 않는 행동을 했을 수도 있다는 이야기. 몰래 술을 마셨거나 잡기에 빠진 것은 아닌지 의심해 볼 만하다. 물론 몸무게의 변화가 다 그런 것은 아니지만 경험상 까닭 없는 변동은 없었다. 몸무게를 보면 선수의 컨디션을 따로 챙길 필요도 없었다. 최상의 컨디션에 맞는 체중을 유지한 선수는 실제 필드에서도 잘 뛰었다. 차 감독은 그날의 주전을 뽑을 때 반드시 몸무게를 우선 고려치로 넣었다.

당뇨가 아니라도 까닭 없이 살이 빠지거나 순식간에 불어나면 건강을 체크하는 것이 좋다. 정상 체중을 유지한다면 따로 병원에 가지 않아도 건강하다는 신호로 받아들여도 된다. 물론 작은 예외는 있을 수 있겠지만.

낮에도 영하의 기온을 기록하는 겨울은 운동하기가 마땅찮다. 두툼한 옷 몇가지를 회사에 두고 걸을 때마다 걸쳤지만 쉽지 않았다. 더러 걷기를 빼먹었다. 대신 가벼운 스트레칭을 한두 가지 했다. 몸을 쭉 편 채 앉았다 일어서기를 시간 나는 대로 했다. 별로 힘들 것 같지 않지만 100회 정도 하고 나면 뻐근하고 다리도 아프다. 무릎을 가슴팍까지 올리는 것도 했다. 걷기 대체용이지만 아무래도 걷는 것보다는 못하지 싶었다. 공기는 썩 좋지 않겠지만 지하도를 걸었다. 회사에서 시청 지하철까지 걸어가서 지하도로를 왕복했다. 시청 앞

에서 명동까지 이어지는 소공동 지하상가 쪽을 걷거나 그곳에서 을
지로 쪽으로 빠져 돌아오는 식이었다. 누구는 그곳에선 차라리 걷지
않는게 좋겠다고 했지만 그래도 걷는 편이 낫겠다는 생각을 했다.

　음식 중에서는 잡채도 좋지 않았다. 특히 중국집 잡채는 2~3일치
의 노력을 한순간에 수포로 돌리는 나쁜 식품이었다. 그럴 것 같지
않은데도 저녁 수치가 200에 육박했다. 낮에 한 시간을 걸었고, 아침
과 점심도 모나지 않은 것을 먹었는데 왜 그럴까. 중국집에서 잡채
몇가닥 집어먹은 것이 원인인가. 며칠 후 또 중국집 잡채를 먹을 일
이 생겼다. 전보다 조금 더 많이 먹었다. 216. 잡채가 원인임을 확인
했다. 뷔페식당의 잡채도 나쁘기는 마찬가지였다. 면이 나쁘고 기름
은 더욱 나쁜 것으로 결론을 내렸다. 먹지 말아야 할 음식 항목에 잡
채를 포함시켰다. 먹을거리가 점점 줄어들고 있다.

이제 굳히기. 주사를 끊어볼까, 23주째

　…… 혈당수치가 80과 125 사이에서 논다. 매일 그런 것은 아니다.
걷기를 2~3일 빼먹거나 늦은 시간 무리한 식사를 하면 150을 기록
하기도 했다. 하지만 평균 90%는 그 사이였고 혹 올랐다가도 조금

만 관리하면 하루 만에 원위치를 찾았다. 발 저림 현상은 여전하다. 한 일주일 정도 인슐린 주사를 맞지 않았다. 상태를 점검하고 싶어서였다.

어느새 6개월이 다 되어간다. 그럭저럭 관리의 세월에도 몸이 적응하고 있다. 저녁 수치가 100 언저리일 때가 많았다. 그런 날 인슐린 주사를 맞으면 다음날 아침 70~80을 기록하기도 했다. 의사는 괜찮다고 했다. 저혈당 증세만 없다면 나쁘지 않다고 했다. 어지럽거나 사물이 둘로 보인다는 저혈당 증세는 경험하지 못했다. 똑같이 당뇨로 고생해도 저혈당인 사람에게는 사탕이나 초콜릿이 약이라니 당뇨가 골치 아픈 존재인 것만은 확실하다. 지인 중에 오랫동안 저혈당으로 고생하는 사람이 있다. 스포츠 기자로서 명성을 떨쳤던 박갑철 씨. 연세대 아이스하키 선수 출신이고 격투기 등 무술에도 일가견이 있는 대단한 건강체다. 당뇨가 쉽게 침범할 수 없는 몸인 듯한데도 저혈당이 찾아들었다. 그는 언제나 초콜릿을 주머니 속에 넣고 다닌다. 증상이 나타나면 바로 처치하기 위해서이다. 60세를 훌쩍 넘긴 지금도 그는 대한 아이스하키 협회장으로서, 아시아 체육기자연맹 회장으로서 왕성하게 활동하고 있다. 관리를 잘한 덕분이다. 하지만 병원에선 혈당이 60 이하로 떨어져도 초콜릿, 빵, 케이크 류는 좋지 않다며 먹지 말기를 권한다. 당질 5그램이 혈당을 $15\text{mg}/dl$ 올리니 당질을 함유한 음식물을 섭취하는 것은 맞지만 초콜릿 등은 아니고 주스 반 컵이나 사탕 3~4개, 요구르트 1개 정도를 권한다.

관리는 대단히 잘 이루어지고 있었다. 뭐가 됐든 일찍이 그렇게 오랫동안 관리를 한 적이 없었다. 주사 없이도 가능하리라는 생각이 들었다. 그 사이 의사는 주사의 양을 늘렸다. 상태가 좋아지자 더이상 올리지 않고 당초 예상보다 적은 22에 고정시키면 된다고 했다. 하지만 난 22도 많다는 생각에 18과 20사이를 오가며 맞았다. 주사를 끊으면 어떻게 될까. 기간을 일주일로 정하고 저녁 주사를 맞지 않기로 했다. 별다른 이상이 없었다. 주사에 의존하지 않아도 수치는 정상권에서 맴돌았다. 그러나 어느 하루는 저녁 수치가 183을 기록했다. 아직 때가 아닌가. 다시 주사를 맞아야 할까 고민했지만 결과를 보기 위해 맞지 않았다. 다음날 아침에도 높다면 아직 때가 아닌 것이고 그렇지 않다면 그날의 행동 중에 뭔가 순간적으로 당뇨를 화나게 한 것이 있었을 것이라는 판단이었다. 주사를 그냥 맞기보다는 원인을 찾는 것이 중요했다.

다음날 아침 식전 공복. 조마조마하면서 수치를 쟀다. 손가락 끝을 찔러 그것을 혈당계에 대고 결과가 나올 때까지의 시간은 얼마 되지 않는다. 전에는 상당히 시간을 잡아먹었으나 요즘은 기계가 좋아져 기껏 3~4초. 숨 한 번 돌리면 되는 짧은 시간인데도 수치를 잴 때는 늘 조마조마하고 불안하다. 뭔가 관리를 잘못했다고 생각한 날은 그 시간이 꽤 길게 느껴진다. 107. 정상이었다. 주사가 아니라 다른 데서 이유를 찾아야 했지만 뭘 잘못했는지 기억이 나지 않았다.

일주일간의 실험 후 다시 주사를 맞았다. 대충 상태를 알았으니 굳이 계속할 필요까지는 없을 것 같았다. 그보다는 부지런히 해서 하루 빨리 완벽한 정상궤도에 진입하고 그래서 행동을 조금 편하게 하는 게 좋겠다는 판단이었다. 의사들은 언제나 조심하면서 술 마시지 말고, 담배 피우지 말고, 나쁜 음식 먹지 말고, 과로하지 말고, 스트레스 받지 말고, 많이 움직이고, 제때 식사하고, 편안한 마음으로 생활하라지만 확실한 안정권이면 조금씩 일탈하는 것은 괜찮지 않겠는가.

그래도 발 저림 현상은 나아질 기미가 보이지 않았다. 의사는 합병증의 일종으로 볼 수 있다며 그것마저도 곧 나아질 것이라고 하면서도 약을 처방했다. 미세혈관까지 피를 원활하게 돌리는 데 도움이 된다고 했다. 아침 약은 세 알 그대로였지만 저녁 약은 두 알로 늘었다.

침이 어떨까 싶었다. 막힌 곳을 찾아 직접 뚫어주니 효과가 빠르고 좋을 것 같았다. 침은 한의학에서도 최고로 친다. 일침一鍼, 이구二灸, 삼약三藥이라고 약으로 못 고치는 병은 뜸으로 고치고 뜸으로 못 고치는 병은 침으로 고친다고 했다. 양방에서 원인도 모르고 치료도 못하던 병이 침으로 나은 경우는 주위를 한번 쭉 둘러보는 것만으로도 금방 쉽게 찾을 수 있지 않은가.

여의도 한의원의 변희승 원장은 단지 당뇨 때문만은 아닌 것으로 보인다는 결론을 내렸다. 당뇨 탓도 있지만 허리가 좋지 않은 탓이

더 큰 것 같다면서 침을 놓았다. 왼쪽 엄지발가락과 오른쪽 발바닥 위 끝부분이었다. 기분 때문이었을까. 뭔가 시원하다는 느낌을 받았다. 이틀에 한 번씩 침을 맞았지만 시간도 그렇고 좀 귀찮았다. 이 기회에 침을 한번 배워보면 어떨까. 침놓는 것은 전부터 배우고 싶었다.

3년 전쯤 칠레 교민인 박로즈마리 씨를 만났다. 20여 년 전 남편과 함께 머나먼 곳으로 이민을 갔던 그들은 초반 어려움을 잘 극복, 그 즈음엔 편안한 생활을 하고 있었다. 사람의 욕심은 끝이 없는 법이지만 부부는 더이상 욕심을 부리지 않기로 했다. 대신 두 사람 모두 어릴 적 꿈을 풀어보자고 했다. 부부는 1년을 예정하고 서울에 왔다. 부인의 꿈은 그림을 그리는 것이었다. 화가가 되고 싶었지만 형편상 꿈을 접고 이민을 가는 바람에 꿈을 이어가지 못했다. 그러다가 생활이 안정되자 잊고 살았던 화가의 꿈이 꿈틀거렸고 그 꿈을 이루고자 서울을 찾은 것이었다. 원래 그림에 소질이 있었던 부인은 1년여 그림을 배운 끝에 경향갤러리에서 개인전을 열었다.

부인이 그림을 배우고 전시회를 하는 사이 남편은 침술을 배웠다. 나머지 생을 살 만큼의 부를 축적한 남편은 돌아가는 대로 사업을 정리할 생각이었다. 바닷가 아름다운 시골에 예쁜 집까지 본 그는 침술을 배워 봉사를 하고 싶어했다. 그들을 따뜻하게 맞이하고 삶의 터를 일구게 해준 칠레 사람들에게 은혜를 갚을 길을 고민한 끝에 우리의 침술을 배우기로 한 것이다. 일종의 의료봉사인 셈인데 침만 있으면 그들의 작은 병을 봐주면서 어울려 함께 살아갈 수 있을 것 같았다. 그는 1년여 간 부지런히 침술을 배워 원하는 경지에 도달했다.

침을 어느정도 배우자면 하루 세 시간씩 6개월은 투자해야 한다. 서울역 앞에 그런 곳이 있는데 회사에 다니면서는 불가능하다. 그저 후배를 통해 응급술 정도만 익히고 요점만 배워보기도 했다.

그동안 꾸준히 당뇨를 관리하면서 요령이 생겼다. 처음엔 힘들고 귀찮았지만 이젠 어느정도 숙달이 되었고 그 생활에도 익숙해졌다. 마음먹기에 따라 그것은 아무것도 아닐 수도 있고 건강을 챙기는 기회가 될 수도 있다. '왜 하필 나에게…' 라며 재수 없어 하고 짜증을 부려봤자 자기 인생에 아무런 도움이 되지 않는다. 위기도 기회 아닌가. 최근 평균치로 뽑아본 일주일간의 당뇨 관리 생활은 내가 생각해도 퍽 훌륭하다.

✳ 월요일

불에 살짝 구운 김으로 현미밥을 싸 먹는다. 김치를 얹거나 간장을 조금 뿌린다. 된장찌개로 뻑뻑함을 달랜다. 된장은 집에서 만든 것이다. 메주는 시골 외가에서 가져온다. 멸치, 매운 청양고추, 양파만으로 맛을 내기 때문에 담백하다. 일주일 내내 빠지지 않는다. 된장찌개는 그래도 여름이 제맛이지만 요즘은 매운 고추가 상시 나와서 겨울에도 먹을 만하다. 콩을 넣은 잡곡밥을 쭉 먹었으나 현미밥이 더 좋다고 해서 바꿨다. 입에서 터지는 것이 있어 재미도 있고 맛도 괜찮다. 김이 모락모락 나고 윤기가 좔좔 흐르는 흰 쌀밥보다는 못하지만. 점심은 효자동에서. 낙지볶음을 잘하는 집이 있다. 20분을 걸어간다. 올 때 사직공원 뒷길로 해서 돌아온다. 걷는 시간은 왕복으로 대략 한 시간. 저녁은 회사 식당에서 한다. 그다지 맛있는 편은 아니지만 가만히 살펴보면 건강식이다. 반찬이 매일 다르게 나온다. 절대 과식할 일이 없다. 저녁 수치 110, 다음날 아침 100.

✳ 화요일

현미 비빔밥. 콩나물, 시금치를 넣고 고추장으로 비빈다. 전에는 깨소금, 참기름을 넣기도 했지만 지금은 넣지 않는다. 된장찌개로 밥을 부드럽게 한다. 된장에 든 매운 고추를 꼭 챙겨 넣는다. 점심은 역사박물관에서 보이는 '나무가 있는 집'에서 한다. 영월에서 재료를 가져다 쓰는 집이다. 두부가 맛있다. 두부전골, 얼큰 두부찌개, 모듬전을 주로 먹는다.

주인 고봉학 씨가 재미있는 사람이다. 영월 출신으로 영월에는 아직도 친척들이 많다. 원래 꿈은 디자이너. 유학까지 다녀왔지만 다녀와서 두부를 중심으로 한 음식점을 차렸다. 점심시간이면 손님들로 꽉 찬다. 더러 그 집에서 직접 담갔다는 동동주를 곁들인다. 낮이니까 한잔쯤은 괜찮다 싶다.

저녁은 두부 반 모. 김장 김치에 싸서 먹는다. 간장보다 나은 것 같다. 30분밖에 걷지 못했다. 저녁 수치 110. 밤 12시쯤 입이 궁금해서 무를 두 조각쯤 먹는다. 그래도 아침 수치는 105.

✳ 수요일

아침은 현미밥에 미역국, 점심은 스테이크. 전에는 밥을 시켰는데 이젠 빵도 먹지 않는다. 좋아하지는 않지만 야채 등을 부지런히 챙긴다. 먹다 보니 제법 먹을 만하다. 소스는 치지 않는다. 원래 좋아하지 않는다. 저녁은 그럭저럭 때웠다. 수치는 어제와 비슷하다.

✳ 목요일

오늘 아침엔 뭘 먹나. 매번 목요일이면 좀 그렇다. 또 비빔밥을 먹자니 그렇고 금방 생각나는 건 없고. 된장국에 현미밥을 조금만 넣어 대충 넘겼다. 점심은 인사동 한식집. 먹는 시간을 줄이고 오고가며 걷는 시간을 우선 감안하다. 갈 때는 차를 타고 갔다. 12시 약속 시간에 맞추기가 시간상 쉽지 않았다. 돌아올 땐 청계천 쪽으로 돌아 덕수궁 길을 걸었다. 한 40분쯤 걸린다. 저녁 약속장소에선 물이나 한두 잔 하고 만다. 이젠 그런 일에 이력이 나서 특별히 저녁 약속을 피하지는 않는다. 저녁 120, 아침 95. 매일 조금씩의 차이는 있지만 대부분 목표치 내의 수치. 하긴 재고 바로 또 재도 같은 수치가 나오지는 않는다. 5에서 10 정도의 차이는 항상 있다.

❋ 금요일

현미밥과 김에 된장찌개와 김치. 평균적인 식단이다. 아침 메뉴라는 게 보통 비슷할 터. 그런데도 이것저것 생각해서 그런지 식단 구성에 어려움이 있다. 점심을 회사 동료들과 함께 회사 근처 '논두렁 밭두렁'에서 한다. 보리 비빔밥이라는 확실한 메뉴가 있다. 저녁나절 따로 걷는다. 5시 30분경부터 6시 30분까지 경희궁을 산책한다. 더러는 입장료를 내고 덕수궁 내를 걷는다. 돌아오는 길에 가정식 백반을 먹는다. 집에서 먹는 것을 연상하면 되는 집이다. 주인 아주머니의 음식 솜씨가 좋다. 매일 메뉴가 바뀐다. 뭘 먹을까 고민하지 않아도 돼서 좋다. 비빔국수가 특히 맛있다. 그러나 요샌 먹지 않는다. 시중에 나돌고 있는 밀가루는 거의 수입산. 배를 타고 한두 달씩 오는 데도 멀쩡한 이유가 뭐겠느냐며 그 유해성을 주장하는 친구의 말을 들은 후 더 움츠리게 되었다. 국산 밀가루라고 하지만 밀밭 구경하기가 힘든 판이니 그 말을 어찌 믿겠는가. 그러고 보니 밀밭 구경한 것이 아득하다. 친구는 방부제를 버무렸다고 보면 된다고도 했다. 아침, 저녁 모두 100에서 115 사이.

❋ 토요일

회사를 쉬는 날이다. 늦잠을 자고 9시에서 10시 사이에 아침을 먹는다. 갈치도 굽고 찌개도 끓인다. 맛있는 냄새가 코를 자극한다. 이런 날이라도 신나게 먹어야 하는데. 밥보다는 반찬을 주로 먹는다.

점심은 2~3시경. 쇠고기를 굽는다. 이때는 밥도 조금 곁들인다. 점심이니까 충분히 소모시킬 시간과 활동력이 있어 비교적 모든 것을 편안하게 대한다. 점심 후 해질 때까지는 걷는 시간. 좀 많이 걷자고 하지만 1시간 30분이 대부분이다. 쉴 때 많이 걸어놓으면 평일에 좀 적게 걸어도 되지 않을까 싶어서이지만 일삼아 걷다 보면 의외로 많이 걷지 않기도 한다.

저녁은 도토리묵. 산에서 딴 도토리를 가지고 집에서 직접 쑨다. 요즘은 시골 사람도 산에 다니는 사람이 많지 않아 야생 도토리 구하기가 쉽지 않다. 아는 사람을 통해 구입처를 확보해야만 한다. 묵도 두부 못지않게 좋은 음식이다. 저칼로리 음식인데다 인체 내부의 중금속과 여러가지 유해물질을 흡수, 배출하는 기능이 있다는 연구 결과가 있다. 문화부에서는 묵 요리를 세계화가 가능한 음식으로 꼽았다.

저녁참으로 홍합을 가끔 먹는다. 굳이 노량진 수산시장에 갈 필요가 없다. 유진상가 등 재래시장에 가면 싼 가격에 엄청나게 많은 홍합을 준다. 푹 삶으면 홍합도 맛있지만 국물도 일품이다. 홍합은 일찍부터 좋아했는데 현재 해양연구소장으로 있는 친구 이치원이 몸에 좋지 않다고 말려 한동안 먹지 않았다. 그는 말했다. 울산 앞바다에 기름이 둥둥 떠다니고 근처 해산물이 중금속 때문에 모두 피폐해져도 홍합만은 끄떡없다. 그런 홍합이 좋을 리 없지 않겠느냐. 그저 중금속 덩어리라고 보면 된다. 일리 있는 말이었다. 그래서 좋아하

면서도 자제했는데 얼마 전 조선시대 식이요법서인 전순의의 『식료
찬요食療纂要』를 보니 홍합만한 건강식도 없었다. 음식으로 병을 예방
하고 치유하는 법을 적은 『식료찬요』에는 홍합이 군데군데 나온다.
여러가지 병에 좋다는 것인데 특히 숙체(음식물이 소화되지 않고 위장
에 머물러 있는 증상)에 효험이 있다고 씌어 있다. 홍합을 불에 삶아
끓어 나오는 즙을 먹으면 된다고 했다.

사람의 음부와 비슷해서 해빈육海牝肉이라는 별칭을 가지고 있는
홍합은 다른 고서에서도 한 번씩은 다 언급하고 있다. 『동의보감』은
홍합을 담채라고 적고 있다. 대부분의 해산물이 짜지만 홍합은 오히
려 맛이 담백하다고 해서 담채라고 부르며 오장을 보한다고 했다.
『식물본초』『증류본초』『향약집성방』『본초강목』을 종합하면 '홍
합은 오장의 허손을 보하고, 허리 각기를 다스리고, 양사陽事를 도와
주고, 뱃속의 냉기를 제거하며 현벽을 사라지게 하는데 홍합을 불에
구워 즙이 끓어 나오면 먹는다' 는 것이다. 그러나 많이 먹으면 속이
답답하고 눈이 멀게 되니 약간의 설사라도 있으면 즉시 그만 먹어야
한다고 하기도 했다.

홍합과 문어를 함께 넣어 끓인 요리가 영양가와 맛에서 공히 좋다
고 해서 다시 홍합을 즐긴다. 자세한 것은 연구자의 몫이니 일단 그
들에게 돌리지만 그렇게 먹은 날의 혈당수치는 늘 괜찮았다.

출근하는 일요일과 출근하지 않는 일요일은 평일과 토요일에 준해 운동을 하거나 식사를 한다.

그래도 나의 당뇨는 현재진행형

...... 나의 당뇨는 여전히 미완성이다. 6개월여 열심히 한 관리에 대해 스스로 만족하고 있지만 아직도 당뇨라는 병을 제대로 이해 못할 때가 많다. 얼마 전 쉬는 날이었다. 아침 일찍 집을 나섰다. 아침을 먹고 갈까도 했지만 그러다 보면 어영부영 10시가 되고 오가는 길이 막힐 수도 있어서 서울을 벗어난 후 먹기로 했다. 강화도 가는 길목에서 된장찌개를 먹고 점심은 오는 길에 민물고기 매운탕을 먹었다. 저녁은 수산시장에서 사온 홍합, 게 등으로 대신했다. 두 시간 후의 혈당수치는 133으로 그런대로 양호했다. 밤에 강남 쪽에 볼일이 있어 갔다가 돌아오는 길에 광화문 근처 우동 집에 들렀다. 정확하게 말하면 조그만 트럭을 개조, 우동과 자장면을 파는 일종의 간이 포장마차였다. 집사람과 가끔 와서 먹던 곳이었다. 60대의 사장님은 전자제품 대리점을 하다가 망한 후 이 일을 시작했다는데 수입

이 괜찮은 편이라고 했다. 비가 오나 눈이 오나 늦은 저녁 시간에 나와 새벽까지 일하기 때문에 허탕을 치는 적이 없었다.

심하지는 않지만 비도 오고 야식이 좋지 않아 참을까도 했으나 너무 빡빡하게 살고 있는 것 같아서 결행했다. 즉석 우동이고 자장면이었지만 여전히 맛있었다. 요즘도 술을 많이 하느냐, 요즘은 왜 통 오지 않느냐는 사장님의 물음에 당뇨 때문에 술은 물론 야식까지 끊었다고 하자 옛날에는 당뇨라는 게 없었는데 왜 그런지 모르겠다며 아무튼 조심하라고 한마디 해주었다.

다음날 아침, 떨리는 마음으로 수치를 쟀다. 얼마나 오를지가 문제였지만 혈당계의 수치는 63을 가리켰다. 저혈당 아닌가. 허겁지겁 주스 한잔을 마셨더니 90까지 올랐다. 알 수 없는 일이었다. 저혈당은 좀처럼 없던 일이었다. 저녁을 굶은 날 한 번과 수치가 100 정도인데 인슐린 주사를 맞은 날 한 번 80 이하로 떨어 진 적은 있었으나 고작 두세 번밖에 되지 않았다. 아직도 충분히 안정되지 않았다는 증거이지만 이유를 알 수 없었다.

의사는 여전히 인슐린 주사와 약을 병행하는 먼 길을 가야 한다고 했다. 10년여를 방치했으니 6개월로 끝날 일은 아닐 것이다. 병을 가지고 있으면서 보니 당뇨는 합병증만 없으면 그냥 두어도 되지만 잠시라도 방심하면 안 되는 병. 언제까지 주사를 직접 놓아야 하는 것인지도 모른다. 평생 약을 먹어야 할는지도 모른다. 그러나 관리하면서 느낀 점은 마음만 먹으면 충분히 관리가 가능하다는 것이고 당뇨 관리의 방법이 모든 의사들이 권하는 건강 100세의 비결과도 맥을 같이하고 있다는 점이다. 그렇다면 다소 불편하지만 당뇨와 평생 함께 가도 나쁠 것 없으리라는 생각이 들었다. 어차피 건강한 사람이라고 해도 50년 이상 한 기계를 쓰다 보면 손보기도 해야 할 것 아닌가. 더욱이 요즘은 혈당계의 가격도 싸서 큰 부담이 없다. 얼마 전만 해도 혈당계는 10만 원 이상의 고가품이었으나, 요즘은 성능이 훨씬 좋은 신제품도 5만 원 이하에 구입할 수 있게 되었다.

당뇨를 건강하게 오래 사는 길을 터주는 신호로 여기고 순응하면 느닷없이 찾아온 당뇨야말로 정말 귀한 기회가 될 수 있다. 그러기 위해선 몇가지 규칙을 꼭 지켜야 한다. 당뇨가 아니더라도 병을 대하는 자세는 다 그래야겠지만 어차피 함께 가야 한다면 다독거리는 것이 중요하다. 그러자면 오래 못 본 친구에게 안부를 묻듯 좀 귀찮아도 수시로 체크하며 안부를 묻고, 누가 나의 친한 친구를 얕잡으면 앞장서서 해명을 하듯이 당뇨를 감싸 안아주어야 한다. 조금 쩨쩨하다는 소리를 들었다고 통이 꽤나 큰 것처럼 폼을 잡을 일도 아니다. 길게 잡고 가다 보면 무엇이든 끝은 나게 마련이다.

당뇨 때문에 고생하는 사람도 적지 않지만 당뇨를 딛고 그것이 없는 사람보다 훨씬 더 건강하게 잘사는 사람도 많지 않은가. 당뇨가 주는 휴식, 당뇨가 주는 명상과 걷기의 시간, 당뇨가 주는 좋은 음식을 그저 즐기고 보자.

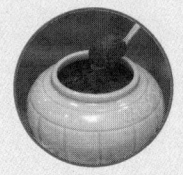# 불로장수의 신약神藥 경옥고

여의도는 한의원의 블랙홀이다. 오랫동안 3년을 넘긴 개업 한의원이 없었다. 거주민보다 유동인구가 많기 때문인지 문을 여는 한의원마다 이내 보따리를 쌌다. 그 블랙홀을 깨보자고 경희대 한의대 동기동창인 성일창, 변희승, 박대원이 뜻을 모았다. 여의도라고 해서 안 될 것 없다는 자세였다. 혼자 하기는 그래도 두려워 3인이 공동으로 한의원을 열었다. 그들이 뜻을 모은 또 다른 이유는 종합한방병원을 차리자는 것이었다. 한방의 수준을 한 단계 높여보자는 것과 함께 위험도를 줄이자는 의도도 있었다. 변희승 원장은 진맥 및 내과 치료, 성일창 원장은 조제, 박대원 원장은 한방에 양방을 응용한 치료가 주전공이었다.

성 원장은 일찍부터 경옥고에 빠져 있었다. 본과 3학년 수업 때 처음 접한 후, 이 '성스러운 약'을 재현하기로 마음먹었다. 불로장생의 명약인지라 조제법은 제법 까다로워 보였지만 원리를 분석하고 성능이 좋은 요즘 기기나 방식을 빌린다면 별반 어려움이 없을 것 같았다. 하지만 오산이었다. 한 치의 오차나 조금의 소홀함도 허용하지 않는 경옥고. 그가 제대로 된 경옥고를 만든 것은 10년 세월이 훌쩍 지난 뒤였다.

정혈을 채우고 골수를 보하며 진기를 조절하고 양성하여 노인을 어린아이처럼 젊게 한다. 또 손상된 모든 것을 보하고 온갖 병을 없애 정신을 충족하게 한다. 오장이 실해지고 흰머리가 다시 검게 되며 빠진 이가 다시 나고 걸음걸이는 달리는 말처럼 빨라진다. 매일 수차례 먹으면 온종일 배고프거나 목이 마르는 일이 없으니 그 효능은 이루 다 말할 수 없다. 일료(한 단지 또는 한 재분)를 다섯으로 나누면 다섯 명의 탄탄증 환자(중풍 후유증으로 한쪽을 못 쓰는 병)를 구할 수 있고 일료를 열로 나누면 열 명의 노채증(결핵) 환자를 치료할 수 있다. 만약 27년간 복용하면 360세까지 살 수 있고 64년간 먹으면 500년을 살 수 있다.

『동의보감』에서 설명하는 경옥고의 효능은 대단히 오묘한 것이었다. 360세니 500년이니 하는 말에는 다소의 과장이 섞였겠지만 그 효능의 반만 되어도 그야말로 신비의 명약이 아닐 수 없었다. 한두 가지의 병에만 좋아도 명약이라고 할 수 있는데 경옥고는 인체 전반에 고루 영향을 미치니 내용을 뜯어보면 볼수록 반드시 만들어야겠다는 의욕이 샘솟았다.

경옥고의 재료는 생지황, 인삼, 백복령, 백밀의 네 가지인데 어렵지 않게 구할 수 있는 것들이지만 모두 독특한 효능을 지니고 있다.

인삼은 우리나라의 대표적 약재. 양기를 북돋워주고 활기를 불어넣어주는 기능을 지니고 있다. 소나무 역시 한국을 상징하는 것으로 복령은 소나무의 뿌리에서 추출한다. 인체 내 불순물을 빼내는 효능이 있고 심리적 안정 및 사고력 향상에 도움을 준다. 지황은 인체의 음분, 즉 체액의 형성과 혈액의 조성 및 영양물질의 축적을 담당하며 병리적인 체열을 식혀준다. 백밀인 꿀은 강장제의 역할을 하면서 약의 변질을 막는다.

이 네 가지는 각각 모두 좋은 약재지만, 이들을 섞었을 때 각자가 가지고 있는 효능 이상의 특별한 효능을 보이는 데다 서로를 보하기까지 한다. 각 약재의 양을 생지황 16근(찧어서 즙을 낸 것), 인삼 24냥(곱게 가루로 만든 것), 백복령 48냥(곱게 가루로 만든 것), 백밀 10근(졸여서 찌꺼기를 버린 것)으로 한 것 역시 가장 큰 효능을 내기 위한 조건일 것이다.

제조법은 비교적 까다로웠다. 천지신명께 빈 후 약을 만드는 사람이 온갖 정성을 다해야 비로소 만들 수 있었다. 한의사라면 누구나 알고 있는데도 『동의보감』이 원하는 경옥고가 쉽게 나오지 않은 이유를 알 것 같았다.

위의 약들을 한데 고루 버무려 사기 항아리에 넣고 기름 먹인 종이로 항아리 입구를 다섯 겹으로 싼 다음, 또 두꺼운 베 한 겹으로 단단히 싸서 봉한다. 이것을 구리솥에 넣고 솥 바닥에 깨끗한 나무 막대기를 건너질러 놓아서 물이 끓어도 봉한 입구를 넘어 들지 않도록 한 후, 뽕나무 불로 3주 밤낮 끓이는데 물이 줄면 뜨거운 물을 다시 더 넣어 끓인다. 기한이 되거든 항아리를 끄집어내어 다시 밀랍종이로 입구를 단단히 봉한 뒤에 우물 속에 달아매고 일주일이 지난 뒤에 끄집어낸다. 그런 후 다시 먼저 끓이던 탕에 넣고 전과 같은 방법으로 일주일을 끓여 내는 것이다. 제일 먼저 조금 덜어서 천지신명에게 제사를 지낸 뒤 하루에 두세 번 한두 숟가락씩 데운 술에 타 먹는다. 술을 마시지 못하면 끓인 물로 복용하면 된다. 여름철 더울 때에는 서늘한 곳이나 얼음 속 아니면 땅속에 파묻어두어야 하는데 부인이나 상(喪)중인 사람은 못 보게 하고 닭과 개소리가 들리지 않는 곳에 두어야 한다. 약을 만들 때에는 처음부터 마지막까지 철 그릇을 쓰면 안 되고 복용할 때는 파, 마늘, 무, 식초, 신 것들을 먹지 말아야 한다.

처음에는 쉽게 접근했다. 생지황 즙 열여섯 근, 인삼 가루 스물네 량, 백복령 분말 사십 량, 토종꿀 열 근을 반죽해 독에 넣고 기름종이 다섯 겹과 광목 한 겹으로 봉한 뒤 끓는 물이 담긴 가마솥에 넣고 사흘 밤낮 뽕나무 불로 끓였다. 약재 반죽 높이에 맞춘 물이 줄어들면 그만큼 채웠다.

사흘이 지난 후 독을 꺼내 밀랍 종이로 다시 봉하고 우물 속에 하루 종일 매달아두었다. 그 후 또 한 번 하루 동안 가마솥에 넣고 끓였다.

『동의보감』에서 하라는 그대로 했다. 기름종이로 싸는 것은 내용물이 빠져나가지 않도록 한 조치이고 우물물 속에 매달아두라는 것은 일정 온도를 유지하라는 지시로 보아 냉장고를 이용하는 등 편한 방법을 쓸까도 했으나 일단 그대로 해보고 성공하면 좀더 쉬운 조제법을 쓰기로 했다.

하지만 실패였다. 시내에서도 할 수 있었지만 정성을 들이기 위해 수개월 준비한 후 경기 양평 용문산자락 한적한 시골에 조제장을 갖추고 원방 재현 실험을 했음에도 실패였다. 다시 한 번 해봤지만 역시 또 실패였다. 비로소 자신의 무지를 깨달았다. 한 치의 오차도 용납하지 않는 경옥고. 글로 보기에는 쉬워도 실제로 만드는 것은 결코 쉽지 않다는 것을 알게 되면서 선인의 지혜를 경이로운 눈으로 보게 되었다.

어디서 문제가 생겼을까. 분명 닷새 동안 아궁이에서 눈을 떼지 않고 있다가 1시간 30분쯤마다 끓는 물을 보충했는데…. 행여 한눈파는 사이 약에 물이 한 방울이라도 스며들까봐 졸린 눈을 비비며 두 눈 똑바로 뜨고 지켰는데 왜 곰팡이가 슬어 무용지물이 되고 말았는지…. 재료의 양이 틀린 것일까. 아니면 불이 조금 더 세거나 약했기 때문일까. 의문이 꼬리를 물었으나 그때마다 고개를 저었다. 기름종이가 모자라 두 겹으로만 봉했더니 곰팡이가 나타난 이후에는 한 치의 오차도 없이 모든 걸 그대로 했는데 말이다.

경옥고 조제는 준비 작업에도 공이 많이 들었다. 우리 땅 우리 산에서 살고 있는 재료를 구하는 데도 시간이 많이 들었고 조제하는 과정도 만만찮았다. 기껏 1년에 서너 차례밖에 시도할 수 없었다. 연달아 시행착

오를 겪으니 몇년 세월이 금세 지나갔다. 군을 마치고 학교를 졸업한 후에도 도전의지를 굽히지 않은 성 씨는 1993년 마침내 누구에게도 부끄럽지 않은 '원방 경옥고'를 완성했다. 글 속에 깊이 숨어 있는 마음을 읽은 후였다. 그 마음은 병든 사람들을 위해 정성을 다해야 한다는 것이었다.

한번 성공하자 다음은 쉬웠다. 그는 계속 조제에 몰두하며 체질·연령별로 적합한 약재를 원방에 첨가한 소아·수험생·장생 경옥고 등 세 종류를 더 개발했다. 그는 약리실험을 통해 만성피로, 허약체질, 중풍 후유증, 병후 쇠약, 수술 후 회복, 악성빈혈, 갱년기 장애 증후군, 만성 해수 천식 등에 효험을 발휘한다는 확신을 가지게 되었다. 성 원장의 경옥고는 여의도 한의원뿐 아니라 전국의 한의원들에게 공급되었다. 독점을 하면 여의도 한의원에는 좋겠지만 그것은 병든 이를 보살펴야 한다는 『동의보감』의 뜻이 아니었다. 충분히 공급할 수 있는 양을 만들지는 못했지만 원하는 한의원에는 아낌없이 보냈다.

성 원장의 경옥고는 변 원장의 진맥을 통해 처방되었다. 변 원장은 전통 한방을 고집하는 학구파. 원전 고서를 섭렵하며 심오한 원리를 연구했다. 좁쌀을 바닥에 깔아놓고 한 알 한 알마다 다른 미묘한 손끝 느낌을 연마했다. '진맥고수'가 되기 위한 훈련이었다. 끊임없는 연구 노력과 진맥 훈련 끝에 구슬이 굴러가는 느낌, 물고기가 파닥파닥 뛰는 느낌, 화살이 지나가는 느낌을 감지할 수 있게 되었다. 그의 목표는 간경화와 당뇨부터 암에 이르기까지 양약으로 고치기 어려운 병을 정통 한방으로 정복하는 것이다.

그는 경옥고를 골수와 정(精, 인체 에너지의 기초가 되는 물질, 또는 저장 에너지를 총칭함)을 보하기 위해 투약했다. 몸이 허약해서 생기는 질환이나 면역력이 약해서 병이 생기는 환자들에게 특히 좋았다. 무엇보다 대단하다고 여긴 것은 어떤 체질의 환자든 부작용이 없다는 것이었다.

가장 큰 효과를 본 것은 모발이었다. 한방 이론으로는 모발은 신腎이 약해진다든지 혈血이나 정精이 부족하면 가늘어지고 빠진다. 원형탈모증인 경우 2~3개월 정도면 거의 새 머리털이 올라왔다. 점점 가늘어지는 모발도 굵어지고 색도 진해졌다. 머리 감을 때나 빗질할 때 머리가 숭숭 빠진다는 사람이나 산후에 머리가 한 움큼씩 빠진다는 사람들, 다이어트 후유증으로 생기는 탈모 등에 거의 특효약이라고 할 정도였다. 장복을 하면 흰머리가 다시 검어질 수도 있고 실제 그런 예도 있지만 그렇게 할 필요까지는 없다는 것이 그의 생각이다. 하지만 유전적인 대머리의 경우는 경옥고로도 되지 않았다.

폐결핵에도 효과가 좋았다. 결핵균을 직접 죽이는 것은 아니었다. 결핵은 대부분 면역기능이 떨어질 때 발병한다. 소모성 질환인 탓에 발병하면 거의 모든 환자들은 쉽게 지치고 매우 힘들어 한다. 폐결핵 환자는 기관지나 폐가 말라버리는데 경옥고가 몸에서 진액을 만드는 역할을 해 증상을 호전시킨다. 결핵 치료를 받는 중에 병행 치료하면 환자가 훨씬 덜 힘들어 했다. 치료 후에 복용하게 되면 후유증 회복에 상당히 도움이 되며 회복기를 훨씬 앞당길 수 있었다.

몸에서 진액을 만드는 역할로 치료 가능한 것이 노인성 변비. 노인성 변비는 혈조血燥변비라고 하여 대장 내 진액이 말라서 생기는 변비이다. 일반 변비같이 사하제를 사용하면 일시적으로는 좋아지지만 과용하면 변비를 더욱 악화시킨다. 이런 경우 경옥고를 사용하면 대변이 점차적으로 부드러워지면서 고통에서 빠져나올 수 있다.

큰 수술이나 큰 병을 앓고 난 후, 항암 치료 후 회복이 잘 안 되거나 일반 보약의 흡수가 어려운 환자들도 경옥고로 효험을 봤다. 무리 없이 투약이 가능한 데다 복용하면 회복 속도가 훨씬 빠르다.

그러나 불로장생의 신약인 탓에 경옥고는 값이 비싸다. 큰 맘 먹지 않으면 복용하기가 힘들다. 변 원장, 성 원장과의 교분으로 값을 조금 깎아서 비교적 싼값으로 경옥고를 먹을 수 있었다. 꾸준히 장복은 하지 못했다. 일 년에 서너 차례였다. 한 단지를 부지런히 먹으면 한 달이면 동이 나니 분기별로 먹은 셈이다. 경옥고 자체가 혈당수치를 떨어뜨려주지는 않았다. 하지만 몸이 지치고 힘들었을 땐 확실하게 효과가 있었다. 아침에 한 숟가락 퍼먹으면 배고프지가 않았다. 아침 대용식으로 주로 이용했는데 간단하게 빈속을 넉넉하게 채워주는 약은 아마도 경옥고밖에 없지 않을까 싶다.

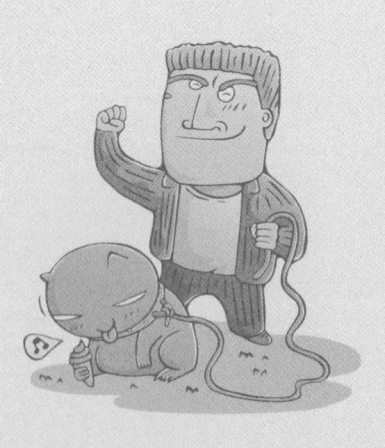

당뇨와
평생지기 친구가 돼라

슬픔과 외로움을 나눌 수 없어 전혀 도움이 안 되지만
뿌리칠 수도 없는 당뇨. 그렇다면 긍정적으로
받아들여 친구를 삼을 수밖에 없다.
당뇨와 친해져서 당뇨의 못된 성질을
건드리지 않는 것이 상책이라는 의미에서
의사들 역시 당뇨와 친구하기를 권하고 있는 셈이다.

당뇨, 원수인가 친구인가

...... 나의 슬픔을 지고 가는 사람. 인디언에게 친구는 그런 존재였다. 오래 두고 가깝게 사귀는 사람. 우리에게도 친구는 각별하다. 그런 의미에서 보면 당뇨는 결코 친구가 될 수 없다. 오히려 원수에 가깝다. 맛있는 음식을 못 먹게 하고 늦은 밤 낭만과 함께하는 한잔 술을 빼앗고 사람들과의 풍성한 만남도 좋아하지 않으니까. 하지만 일단 만나면 그때부터 평생을 같이 가는 것은 맞다. 현재까진 완치가 되지 않는 관리 질병으로 남아 있기 때문이다. 미워하며 적대시하면 더 큰 화를 부르는 원수이니 '원수를 사랑하라'는 성경 말씀처럼 친구로 대하고 다독거릴 수밖에 없다. 굳이 친구라면 삐치기 잘하는 신경질쟁이 친구 정도가 될 것 같다.

슬픔과 외로움을 나눌 수 없어 전혀 도움이 안 되지만 뿌리칠 수도 없는 당뇨. 그렇다면 긍정적으로 받아들여 친구를 삼을 수밖에 없다. 당뇨와 친해져서 당뇨의 못된 성질을 건드리지 않는 것이 상책이라는 의미에서 의사들 역시 당뇨와 친구 하기를 권하고 있는 셈이다. 또 당뇨와 친해져야 속에 감추고 있는 비밀을 캐낼 수 있으니 싫어도 친구 삼는 것이 현명한 전략이다.

그리고 한 꺼풀 더 벗기고 들어가면 당뇨가 마냥 심술궂은 것만은

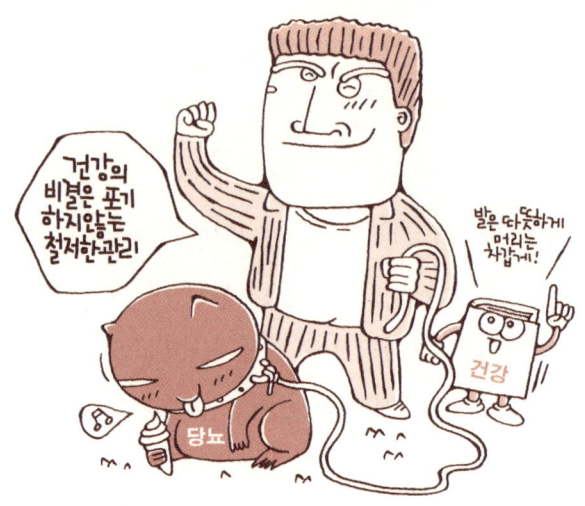

아니다. 잘만 달래면 건강하게 오래 사는 법을 가르쳐준다. 당뇨 관리의 3대 철칙은 마음 편안하게 가지기, 운동하기, 좋은 음식으로 소식하기이다. 지키기가 쉽지 않지만 잘 지키면 건강하게 오래 살 수 있다. 그것이 바로 의학자들이 말하는 장수의 비결이고 세계적인 장수촌의 할아버지, 할머니가 실천하고 있는 것들이다.

영국의 일간지 『인디펜던트』는 150세까지 살 수 있는 10가지 비결을 밝힌 적 있다. 그 10가지는 규칙적인 운동, 적당한 스트레스, 좋은 지역 거주, 성공하기, 건강에 좋은 음식 먹기, 자신에게 도전하기, 인생을 즐기기, 친구와 놀기, 적게 먹기, 건강 검진 등이다.

얼마 전 전북 순창에서 열린 '국제 백세인 심포지엄'에서는 우리나라 100세인의 장수비결을 발표했다. 젊었을 때부터 적게 먹기, 정해진 시간에 골고루 먹기, 튀긴 음식·짠 음식 멀리하기, 일하기, 간염 · 당뇨병 멀리하기, 자신의 인생을 살기, 끊임없이 움직이기, 규칙적이기, 주변 사람과 화목하기, 등산하기 등이었다.

미국 시카고 프리츠크 의대는 '젊게 사는 12가지 비법' 을 발표했다. 비타민C·엽산 복용하기, 담배 안 피우기, 고혈압 조심하기, 스트레스 줄이기, 양치질하기, 꾸준히 걷기, 안전습관 길들이기, 섬유질 섭취하기, 정기 건강 검진하기, 많이 웃기, 평생 배우기, 젊음에 관심 갖기 등이었다.

현대의학에서 흔히 말하는 장수 비결 7가지는 소식, 저체온, 적절한 자극, 성공과 학력, 긍정적 태도, 좋은 배우자, 주거환경 등이다. 그밖에 많은 연구들이 발표되었지만 10가지이든, 그보다 적거나 많든 어김없이 들어가는 세 가지가 당뇨의 3대 철칙이다. '무병 단명이고 골골 100세' 라는 말도 있듯이 귀찮거나 어렵다고 포기하지 말고 당뇨 관리를 잘만 하면 오래 살 수 있다는 것인데 실제 해보면 몸으로 그것을 느낄 수 있다. 10가지에 또 10가지를 더해도 끝이 없는 것이 건강비결. 하지만 너무 많은 것을 알고 있으면 실천하기도 힘들고 머리만 아프다. 그러다 보면 심약한 사람들은 스트레스까지 받으니 다 잊어버리고 한두 가지만 기억하고 실천하는 것이 좋을 듯하다.

옛날 한 왕이 있었다. 무병장수를 꿈꾸는 왕은 나라 안의 모든 의사들을 불러 모아 건강 장수비결을 연구하도록 했다. 의사들이 수년간 머리를 짜내 1만 페이지짜리 한 권의 책을 편집했다. 왕은 분량이 많아 읽기 싫다며 줄이도록 했다. 의사들이 절반으로 줄였지만 왕은 그것도 많다고 했다. 그러고는 핵심만을 말하라고 했다. 의사들은 단 한 줄을 왕에게 올렸다.

"발은 따뜻하게, 머리는 차갑게."

17세기 네덜란드 의사 헤르만 보어하브도 같은 말을 남겼다. 죽기 전 그는 최고의 건강비결을 쓴 책 한 권을 밀봉한 채 남겼다고 한다. 훗날 이 책은 경매를 통해 2만 달러에 팔렸다. 매수자는 당연히 큰 기대를 걸고 책을 열었을 터. 하지만 책에는 단 한 줄밖에 없었다.

"당신의 머리를 차게 하고 다리와 배는 따뜻하게 하라. 그러면 의사는 할 일이 없어지게 될 것이다."

우리 한의학도 일찌감치 그 원리를 터득했다. 바로 두한족열頭寒足熱이다. 우리 선조들은 이것을 생활에 적용했다. 온돌 문화가 바로 그것이다. 또한 아무리 더운 여름날에도 찬물을 먹지 않았다. 따뜻한 물도 식혀 먹었지만 찬물도 바로 들이켜지 않고 한 숨 돌린 후 마셨다. 어린아이가 배를 내놓고 자는 것을 보면 반드시 이불을 덮어준 것 역시 그런 배려이다.

현재까지 알려진 여러가지 건강·장수비결 중 그래도 확실한 것은 적게 먹는 소식과 운동이다.

적게 먹기

…… 소식에 대한 학계의 논쟁은 아직 완전히 끝나지 않았다. 영양 불균형을 불러일으킬 수 있다는 반론이 존재한다. 하지만 수십 년간의 임상실험은 그러한 반론을 잠재우고도 남는다. 쥐, 원숭이 등을 대상으로 한 실험에서 수명 연장 효과가 있음이 입증됐다. 미 국립보건원(NIH)이 붉은털원숭이를 두 그룹으로 나눠 관찰했더니 식사량을 30% 줄인 그룹이 정상적으로 먹은 그룹에 비해 모든 것이 좋게 나타났다. 사망률은 8%, 암, 심장병, 당뇨, 신장병 등 노화 관련 질환 발병률은 18% 더 낮았다. 쥐 실험에선 식사량을 30% 줄였더니 수명이 최대 40%나 늘어났다.

미국 위스콘신 연구센터의 연구 결과도 마찬가지이다. 같은 조건에서 두 마리의 원숭이를 실험한 결과 30% 적은 칼로리를 섭취한 원숭이가 그렇지 않은 원숭이보다 피부도 탱탱하고 움직임도 훨씬 더 활발했다. 위스콘신 연구팀은 칼로리를 줄인 식습관을 유지하면 110세까지 건강하게 살 수 있고 최고 140세까지도 살 수 있다고 주장했다.

미국 루이지애나 주립대 연구팀은 입원 환자들을 대상으로 조사했다. 적게 먹는 환자들은 인슐린 수치와 체온이 낮고 DNA 손상도 적었다. 또 48명의 건강한 성인을 대상으로 6개월간 실험했더니 식사량을 25% 줄인 그룹의 인슐린 수치가 정상 식사를 한 그룹에 비해 낮았다.

옛날 어른들의 식습관 중에 한 숟가락 덜 먹기가 있었다. 먹을 것이 넉넉하지 않았던 시절, 그 한 숟가락을 아랫사람에게 주기 위한 배려이기도 했지만 마지막 한 숟가락을 먹지 않으면 결과적으로 몸이 편안한 이유도 있었다. 한 숟가락이 포만감의 잣대가 될 수 있겠느냐는 의심을 할 수도 있지만 낙타가 쓰러지는 것도 마지막 한 짐때문이라는 걸 생각하면 효과를 축소할 수는 없을 것 같다. 한 숟가락 빈 부분을 물 한잔으로 대신하면 자신의 위에도 좋은 것이니까.

지나치게 적게 먹으면 영양결핍이 올 수도 있다. 하지만 세 끼를 적당히 적게 먹어서 쓰러진 예는 고금을 통해서 발견할 수 없다. 소식가의 원조격인 일본의 다쿠안澤庵 선사가 건강하게 장수한 것만 봐도 소식의 진가를 알 수 있다.

다쿠안 선사의 식단은 아주 조촐했다. 나무 밥그릇 절반을 겨우 넘는 잡곡밥, 5센티미터 크기의 무짠지 세 조각 그리고 산중의 맑은 샘물 한 잔이 전부였다. 하루 세 끼를 모두 그렇게 했으나 선사는 청정한 정신세계에서 유유히 노닐며 큰 깨달음의 경지에 올랐다. 일본의 이른바 전국시대 때 지방 영주들의 세력다툼 때문에 성내 주민들은 한시도 평안한 날 없이 전쟁터에 끌려 다녀야 했다. 제대로 앉아 식사를 할 수 없었던 병사들은 서둘러 만든 주먹밥으로 허기진 배를 채웠다. 그러나 맨 주먹밥은 퍽퍽해서 잘 넘어가질 않았다. 이를 안

타깝게 지켜보던 선사는 목 넘기기도 좋고 반찬도 되는 무짠지를 내주었다. 선사의 이 개발품은 민간으로 널리 퍼져나갔다.

얼마 전까지 다꽝이라고 했던 다쿠안은 바로 선사의 이름에서 딴 것이다. 우리나라에서도 라면이나 김밥 등의 기본 반찬으로 먹고 있는데 소금에 절였다고 해서 염적무, 색깔이 그렇다 해서 노란 무로 부른 적도 있지만 지금은 주로 '단맛이 나는 무짠지'의 줄임말인 단무지로 부르고 있다.

선사의 단무지 식단에 비하면 당시 영주들의 밥상은 매우 질펀했다. 온갖 산해진미에 정력식, 장수식까지 곁들여 상다리가 휘어질 정도였다. 선사는 하는 일이 별로 없었고 성주들은 승패의 스트레스 속에서 전쟁터로 몸을 내던졌으니 먹는 것이 다를 수밖에 없었겠지만 선사는 오래도록 살았고 영주들은 제 명에 가도 오십 넘기기가 힘들었다. 지나치게 많은 음식이 오장육부를 괴롭혀 수명을 단축시킨 탓이다.

조선의 명의 이제마 선생은 "식食은 삶을 유지하는 근본이지만 배부르게 먹으면 해가 된다"고 했다. 우리나라 최초의 식이요법서라고 할 수 있는 『식료찬요』는 그 서문에서 "음식이 으뜸이고 약이 다음이다. 절제하면 그 어떤 병도 생기지 않는다"고 적고 있다. 실제로 소식을 경험한 사람들은 알겠지만 조금 모자란 듯이 먹고 나면 식후 졸음도 없어지고 아랫배도 나오지 않는다.

적게 먹을 때 중요한 것은 무엇을 어떻게 먹느냐이다. 필요한 만큼의 칼로리는 채워줘야 한다. 병원에선 그럴 경우를 대비해서 일일이 각각의 음식이 지니고 있는 칼로리를 계산해주지만 아무래도 복잡하고 정신 산란하다. '3대가 먹은 음식은 절대적으로 안전하고 영양가도 충분하다'고 했으니 참고해볼 만하다. 할아버지, 아버지가 먹고 지금까지 먹고 있는 우리 음식이 좋다는 것. 쑥, 시금치 등의 제철 나물, 된장, 두부, 김치, 해산물 등이 대를 이어 먹고 있는 음식이겠는데 그 영양가와 안전성에 대해선 현대의학의 검증을 충분히 거쳤다.

당뇨 인구가 급격히 늘어나고 OECD 국가 중 사망률 1위를 기록하게 된 이유도 담백한 3대의 음식을 멀리하고 당장 입에 달다면서 트랜스지방 덩어리인 패스트푸드를 선호하게 되었기 때문일 것이다. 트랜스지방은 자연을 따르지 않고 자연의 순리에 역행해서 생긴 것 중의 하나이다. 바삭바삭하고 고소해 어른들도 잘 먹지만 특히 아이들이 좋아한다. 하지만 하버드 의대 월레트 박사는 그 심각한 위해성을 들어 '조용한 살인자'라고 단정했다. 그의 말대로라면 우리는 자신도 모르는 사이에 매일매일 소량의 독극물을 먹고 있는 셈이다.

트랜스지방은 우연한 발견품이었다. 한 농부가 어느날 곡식 창고에 들어갔더니 식물성 기름이 딱딱하게 굳어 있었다. 잘 보관한다고 해놓고선 깜빡 잊어버린 것이었다. 아차 싶었지만 맛을 보니 상한 것 같지는 않았다. 맛있고 보관이 편해졌으며 식물성 기름이라 몸에 나쁘지 않으니 그보다 더 좋을 수 없었다. 실수가 만든 일거삼득의 이 기름 덩어리는 삽시간에 퍼졌고 수많은 요리에 사용되었다. 이 트랜스지방이 나쁘다는 것은 그로부터 한참 후 밝혀졌다. 몸속 나쁜 콜레스테롤의 수치를 증가시키고 좋은 콜레스테롤의 수치를 낮추는 트랜스지방은 동물성 포화지방보다 더 해로웠다. 심장병, 동맥경화증, 간암, 유방암, 위암, 대장암 등의 원인이 된다는 것이 학계의 연구 결과이다.

트랜스지방을 양산하는 식품은 햄버거, 마가린, 쇼트닝, 전자레인지용 팝콘, 도넛, 튀김용 냉동감자, 초콜릿 가공품, 비스킷, 케이크 등 대부분 서양에서 건너온 것들이다. 세계보건기구(WHO)는 트랜스지방의 하루 섭취량이 2.2그램을 넘지 않도록 경고하고 있지만 요즘 우리 아이들의 식습관을 감안하면 최소 3~4배는 될 터이다. 그동안 트랜스지방 함유량을 표시하도록 했던 뉴욕 시는 2008년 7월부터 식당에서의 트랜스지방 사용을 전면 금지토록 했다. 우리나라의 제과, 제빵 메이커들도 트랜스 함유량을 표시하기로 하면서 그 사용을 자제하겠다고 했다. 하지만 트랜스지방을 모두 몰아내는 것은 그동안의 식생활을 감안하면 불가능할 듯하니 피하는 것이 상책이겠다.

건강한 사람의 몸까지 좀먹는 트랜스지방이니 당뇨 환자들에겐 그야말로 쥐약. 그저 보이지 않는 유령 식품이라고 생각하고 넘어가야 하고 그것이 아니더라도 튀긴 식품은 절대 가까이하면 안 된다.

꽃 피고 새 우는 5월은 일년 중 가장 화려한 때이다. 그러나 불과 40~50년 전만 해도 5월은 우리 모두에게 배고프고 서러운 때였다. 지난 가을 수확한 양식은 이미 바닥이 났건만 보리는 아직 여물지 않고, 철없는 아이들은 먹을 걸 달라고 쉴 새 없이 보챈다. 어머니들은 빈 독을 바라보며 그저 한숨만 쉬었다. 아직도 나이 든 어른들은 고개 중 가장 넘기 힘든 게 보릿고개였다며 아픈 추억을 떠올리지만 보릿고개에 얽힌 '전설' 은 요즘 젊은 사람들이 가장 싫어하는 이야기가 되었다. 어른들이 혹시나 "옛날 우리 어렸을 때는…" 하고 이야기를 시작할라치면 아이들은 듣기도 전에 손을 내저으며 고개를 돌린다. 또 그 이야기냐며 '그럼, 빵이라도 먹지 왜 밥만 먹으려 했느냐' 는 핀잔을 하지 않으면 그나마 다행이다.

잘 먹고 잘살게 된 지금 새삼스럽게 아이들을 앉혀놓고 지겨운 보릿고개를 들먹일 필요가 없긴 하다. 고생이 결코 낙은 아니니 잊고 살아도 될 듯하다. 그러나 잘 먹는 것 때문에 생겨난 병이 바로 당뇨이다.

당뇨병은 세상살이가 복잡해지면서 너나없이 스트레스를 받고, 집의 밥이 아니라도 도처에 먹을 게 깔려 있어 쉴 새 없이 움직이지 않아도 되면서 늘어나기 시작한 질병이다. 1985년만 해도 10만 명당 5명에 불과했던 당뇨병 사망률이 2002년 기준 10만 명당 35.3명으로 대폭 늘었다. 일본(5.9명)의 6배, 영국(7.5명)의 4.5배로 불행히도 OECD 국가 중 단연 1위다. 관계자들은 우리나라의 전체 당뇨병 환자 수를 5백만 명까지 보고 있다. 잠재적인 또는 이미 당뇨가 진행 중이지만 미처 모르고 있는 사람까지 포함한 수치이다.

패스트푸드는 우리만 먹는 것이 아닌데 왜 우리나라에서만 갑자기 당뇨가 성행하게 되었을까. 체질적인 것인가. 그건 아닌 것 같다. 같은 체질인 북한 사람들이 그렇지 않음을 보여주고 있다. 북한의 인구를 감안하면 북한의 당뇨 인구는 적어도 2백만 명은 넘어야 한다. 그러나 통계상 북한의 당뇨 환자는 기껏 60만 명 선이다.

관계자들은 그 이유를 급격한 식문화의 변화라고 보면서 지금이 일종의 과도기라고 말하고 있다. 먹을 것이 제대로 없어 음식물 쓰레기통을 뒤지고, 그러다 복어 알을 잘못 먹어 죽음에 이르고, 미군 부대에서 흘러나온 음식들을 큰 드럼통에 마구 넣어 만든 소위 '꿀꿀이 죽'을 사먹던 시절이 불과 얼마 전. 경제 발전을 이루고 먹을 것이 풍부해져서 더이상 식탐을 부리지 않아도 될 상황이건만 아직도 머리와 위가 따로 노는 바람에 심각해졌다는 분석이다. 쓸데없이 많이 먹고 당장 입에 달다고 해서 외래 음식을 너무 많이 찾은 탓이지만 그런 과정을 거치며 이젠 웰빙식을 찾는 상황이어서 앞으론 나아질 것으로 보고 있다.

북한의 당뇨 인구가 인구비례로 볼 때 우리의 25%에 불과한 이유도 아직 그곳엔 먹을 것이 차고 넘치지는 않고 체제상 외래 음식보다는 고래의 전통식을 즐기기 때문이라는 해석이다. 충분히 일리 있는 이야기로 들린다.

20~30년 전의 먹을거리 문화를 오늘에 되살리는 것이 국가적 해결책이라면 이미 당뇨로 고생하고 있는 사람들은 어릴 적의 담백하고 소박한 식단으로 돌아가면 될 것이다. 섭취 열량을 30%만 줄여도 대사 작용과 해로운 활성산소의 생산을 낮춤으로써 쾌적하게 살면서 수명 또한 늘릴 수 있다.

운동하기

…… 운동은 당뇨 환자뿐 아니라 우리 모두에게 아무리 강조해도 지나치지 않는다. 당뇨 환자에게 가장 알맞은 운동은 걷기라고 생각한다. 역도 등 근력운동으로 당뇨를 치료하는 경우를 보았으나 가장 쉬운 것이 걷기인 것 같다. 달리는 것도 좋겠지만 달리는 것은 피해야 할 사람이 많다. 걷기는 두 발이 모두 공중에 떠 있는 경우가 없다. 반드시 한 발은 땅을 짚고 있다. 달리기는 두 발 모두 공중에 뜨는 순간이 있다. 걷기가 체중의 1.2~1.5배의 충격을 준다면 달리기는 3~5배의 충격을 준다. 무릎이나 허리에 부담을 줄 수밖에 없다.

어쨌든 운동은 머리까지 좋아지게 한다니 일석이조다. 미국의 시사주간지 『뉴스위크』가 보도한 내용이다. 미국의 일리노이대 연구

팀이 대학생 259명을 대상으로 운동을 시켰다. 달리기, 팔굽혀펴기, 윗몸일으키기 등. 그리고 수학과 읽기 능력 공인 시험을 치르게 했다. 그 결과 운동 능력이 뛰어난 학생이 높은 성적을 냈다.

솔크 연구소와 컬럼비아 대학 메디컬센터 연구팀은 3개월간 건강한 성인들에게 운동을 시켰다. 그랬더니 뇌에 새로운 신경세포가 생겨났다. 이 세포는 학습과 기억을 관장하는 것으로 나이가 들수록 뇌의 신경세포는 감소한다는 그간의 통념을 깬 것이다. 운동은 늙은 신경세포 간에 연결된 망을 만들어내며, 뇌세포에 혈액과 영양을 공급함으로써 결국 지적 능력을 향상시킨다는 연구 결과였다.

하버드대 정신과 의사 존 래티는 "운동은 집중력과 침착성을 높이고 충동성은 낮춰 우울증 치료제인 프로작과 리탈린을 복용하는 것과 비슷한 효과가 있다"고 설명했다. 하지만 지속적으로 해야 효과가 있다고 한다. 매일 30분 이상 꾸준히 한다면 몸과 마음 그리고 뇌에 모두 좋으니 운동을 생활화하도록 하자.

케이스가 조금 다르지만 실제로 올림픽 등, 큰 국제대회에서 금메달을 따는 국가대표 선수들은 한결같이 머리가 좋다. 머리가 좋아서 세계 1위를 한 것이라고도 볼 수 있지만 운동을 부지런히 하는 바람에 머리가 좋아져 좋은 결과를 낳은 것으로도 볼 수 있다. 레슬링의 심권호는 아이큐가 140을 넘는다. 프로야구의 선동렬이나 이승엽도 그 수준에 버금간다. 하긴 머리가 좋지 않으면 한계점에 도달했을 때 그것을 뛰어넘지 못하고 순간적인 기지를 발휘하지 못해 막판에 주저앉는 경우가 많다. 지금은 거의 그 말 자체가 사라져버렸지만 과거 우리가 교육 목표로 삼았던 지知·덕德·체體 의 겸비는 하나면서 셋이고 셋이면서 하나인데 요즘은 지知만 지나치게 강조하는 바람에 비행청소년이 늘어나는 것이 아닌가 싶다.

그러나 운동이 좋다고 지나치게 하면 곤란하다. 자신의 몸에 맞게 하는 게 중요하다. 지나치게 칼로리를 많이 소모하면 불상사를 부를 수도 있다. 3·3·3이 적당하다는 이론이 설득력 있다. 일주일에 세 번, 30분씩 하라는 것인데 당뇨 환자라면 매일 최소한 30분 이상은 해야 한다. 30분으로는 땀이 나지 않는다. 보통 직접 해보면 30분이 넘어야 비로소 조금씩 땀이 나기 시작한다. 땀은 뻘뻘 흘리는 것보다 조금씩 배어나오는 것이 가장 좋다고 하는데 30분은 땀이 스며나오기 바로 전 단계이다. 준비운동만 하고 그만두는 격이므로 그 이상 해야 효과를 볼 수 있다. 그래도 안 하는 것보다는 하루 단 10분이라도 하는 것이 좋지만, 하루에 10분씩 여섯 차례 하기보다는 한 번에 60분을 하는 것이 경험상 효과가 더 있었다.

하루 두 번씩의 혈당 체크는 필수

······ 혈당을 체크하는 것은 결코 쉬운 일이 아니다. 걸리는 시간이야 불과 1~2분이지만 잘 하지 않게 된다. 특히 수치가 높아졌을 땐 더욱 안 하게 된다. 해봤자 뻔한데 그걸 알아봤자 무슨 소용이겠느냐는 생각이 앞서기 때문이다. 당뇨가 있음을 알게 된 후 처음 치료를 했다가 한동안 그냥 내버려둔 것도 지금 생각하면 그 때문이었다. 약을 먹고 있는 주위의 많은 사람들도 비슷한 과정을 거치고 있다.

우선 집이든 어디서든 간편하게 측정할 수 있는 혈당계를 사서 식전, 식후 2시간과 4시간에 체크를 해야 한다. 하루 네 차례 정도가 병원에서 권하는 횟수지만 귀찮다면 두 차례로 줄여도 되지 않을까 싶다. 두 번은 아침식사 전 공복 시와 저녁식사 후 2시간이 좋다. 그런 측정을 생활화해야 상황을 알 수 있고 상황을 알아야 대응도 할 수 있다. 체크를 생활화하면 자기 몸에 맞는 것이 무엇이고 그렇지 않은 것이 무엇인지 바로 바로 알게 된다. 적어도 같은 실수를 되풀이하지는 않는다.

사실 혈당수치가 높을 땐 뭘 해도 관계없다. 200과 300 사이를 오르내리거나 그 이상이라면 작은 음식 하나가 대세를 바꾸지 않는다. 어차피 수치가 높기 때문에 해로운 음식을 먹어도 표시가 나지 않는다. 마찬가지로 좋은 음식을 섭취해도 티가 나지 않는다. 술을 마셔도 200 이상에서 머물러 있고, 기름에 튀긴 음식을 먹어도 그 상태이다. 당뇨를 달래는 좋은 음식이나 어쩌다 하는 걷기 등의 운동으로는 수치를 크게 변화시킬 수 없다. 이미 몸이 만성이 되어 작은 변화에는 미동도 하지 않는다. 때문에 특수체질이라거나 타고난 건강체질이라는 등의 자기 합리화를 통해 방치하게 된다.

하지만 특수체질은 없다. 타고난 건강체질도 한계치를 넘어서면 망가지게 마련이다. 200 이상의 수치라면 쌓이고 쌓여 어느 한순간 무너지고 만다. 단시간 내에 나타나지 않는다고 해서 괜찮은 것은 결코 아니다. 당뇨가 몸속에서 때를 기다리고 있다고 보아야 한다. 일단 무너지기 시작하면 걷잡을 수 없다. 그건 주위 사람들의 경우를 보면 알 수 있다. 귀찮고 힘들고 어려워도 무너지기 전에 잡아야 더 귀찮고 더 힘들고 더 어려운 고비를 피할 수 있다.

지피지기 백전백승이라고 했다. 병세를 알아야 병을 이길 수 있는데 그 첫 단계가 자신의 혈당수치를 바로 아는 일이다. 수치를 바로 아는 길은 하루에도 서너 번씩 체크하는 것밖에 없다. 200이 넘는 경우는 일단 200 이하로 떨어뜨려야 한다. 200 이상이면 작은 움직임을 볼 수 없기 때문이다. 170 정도만 되어도 운동의 양과 먹은 음식의 종류에 따라 반응이 나타난다.

혈당수치가 정상권에 진입하면 미세한 부분까지 체크할 수 있다. 자장면 한 그릇이나 가볍게 마시는 반주만으로도 수치가 오르락내리락하는 것을 알 수 있다. 작은 움직임을 아는 것을 지피지기라고 한다면 그에 따라 적절한 관리를 하는 것은 백전백승에 이르는 길이라고 할 수 있을 것이다.

내 몸을 잘 아는 '나'와 병을 잘 아는 '의사'

...... 올해 51세인 최인진 씨는 5년 전 당뇨 증세를 발견했다. 까닭 없이 피곤한 날이 많아 병원에 갔더니 당뇨 초기라고 했다. 수치는 150선으로 그리 높지 않았다. 정확하게 말해 당뇨가 의심스럽고 상황에 따라 발전할 수 있는 상태이지 당뇨 환자라고는 볼 수 없었다. 병원 처방약을 먹자 금방 정상치를 기록했다. 그는 지금도 자신과 당뇨를 긴밀하게 연결시키지 않고 있다. 집안의 윗대를 살펴봐도 당뇨 때문에 고생했다는 어른들은 없었다. 그래도 혹시 몰라서 당뇨에 좋다는 홍삼이나 음식을 섭취하면서 그럭저럭 건강하게 살고 있다. 3년 전 담배를 끊었지만 그것도 순전히 당뇨 때문만은 아니었다. 하도 담배가 몸에 해롭다고 해서 한번 끊어본 것에 불과했다. 담배를 끊으면서 새로 생긴 버릇이 군것질하기였다. 심심해서 조금씩 먹은 것이 이젠 입버릇이 되었다. 집 안 곳곳에 군것질거리를 놔두고 손만 뻗으면 먹을 수 있도록 했다. 금연 때문인지 군것질을 많이

해서인지 확실친 않지만 몸무게가 늘어 요즘은 불편함을 느낄 지경에 이르렀다. 3년 사이에 7~8킬로그램 늘었지만 그는 군것질 습관을 버리지 않고 있다. 그와 함께 오줌 색깔이 전 같지 않음을 알게되었다. 그러나 그는 여전히 태평이다. 의사들이 경고하지만 무시해버린다.

"의사가 어떻게 내 몸을 속속들이 다 알겠어. 인체는 묘한 것이야. 내 몸은 내가 제일 잘 알아."

올해 49세인 강해운 씨는 의사 말이라면 껌뻑 죽는다. 비교적 약체인 그는 의사가 시키면 무조건 한다. 의사뿐 아니라 주위 사람들이 뭐가 건강에 좋다고 하면 반드시 구해 먹는다. 텔레비전의 건강 프로그램은 빠지지 않고 보는 그는 프로그램에서 건강비법을 소개하거나 약이 되는 자연식을 가르쳐주면 무조건 따라하거나 어떻게든 구한다. 그는 민간요법에선 거의 박사 수준이다. 누가 증세를 이야기하면 바로 어떤 것이 좋다고 일러줄 정도이다. 그가 하루에 먹거나 마시는 약의 종류는 대략 7~8가지. 비타민, 녹차, 심층수, 누에가루, 겨우살이, 차가버섯, 야채즙 등. 먹은 것이 전부 몸으로 갔다면 슈퍼 건강맨이 되었을 것이다. 하지만 그는 그다지 건강체가 아니며 여전히 매일 쏟아지는 건강정보를 열심히 챙기고 있다.

최씨는 지나치게 자신감을 가지고 있고 이씨는 지나치게 소심한 것이 문제다. 의사라고 해서 100% 믿을 수는 없고 믿어서도 안 된다고 본다. 최씨의 고집대로 자기 몸은 자기가 가장 잘 알 수도 있는 것이니까.

　내외경제 편집부장을 지낸 정두효 씨의 부친은 15년 전 병원에서 '손 쓸 시기를 놓쳤다'는 판정을 받았다. 폐에 이상이 생겨 길어야 1년이고 어쩌면 6개월이 될 수도 있다고 했다. 부친은 당시 경남 합천에서 살고 있었다. 서울에 올라올 때만 해도 그토록 중증인 것 같지는 않았다. 하지만 병원에 입원하면서 여러가지 검사를 받는 일 주일 사이에 몸이 많이 약해져 정말 환자가 다 되고 말았다. 농사일을 하면서 아침저녁으로 밥 한 그릇을 뚝딱 해치웠던 부친이었지만 맛없는 병원 밥을 억지로 먹고, 더러는 검사한다고 굶는 바람에 올 때보다 형편없이 지쳐 있었다. 정두효 씨는 아들의 입장이어서 어떻게 손을 쓸 수 없을까 하고 병원에 매달렸지만 부친은 갑자기 폐가 그렇게 나빠질 리 없다면서 검사 결과가 나온 당일 바로 시골집으로 내려갔다. "서울 의사들도 믿을 게 못 되는구먼" 하면서.

　자식들은 걱정스럽게 부친을 지켜보았다. 그러나 부친은 아무 일 없다는 듯, 전과 다름없이 시골집에서 농사를 지으며 살았다. 전보다는 일의 양을 조금 줄이면서 폐에 좋다는 약초 등을 직접 캐서 먹기도 하고 즙으로 내서 마시기도 했다. 더이상 병원 근처에는 가지도 않았다. 병원이 말했던 6개월이 지나고 1년이 흘렀다. 생명 연장 기간이 지났지만 아무 일 없었다. 오히려 몸이 더욱 튼실해졌다. 그는 그 후로도 10년 이상 잔병치레 한번 없이 건강하게 살았다.

세종대 서양화과 이강화 교수의 부친은 1970년대 초 심각한 병을 앓았다. 외형상으로도 건강이 좋지 않음을 알 정도였다. 얼굴색이 검었고 몸에는 검은 점 같은 것이 수두룩했다. 간염을 방치한 것이 화근이었다. 서울대학병원은 간경화 진단을 내렸다. 입원을 하자고 했으나 1주일 만에 퇴원을 권했다. 집에서 임종을 맞는 것이 좋겠다고 했다. 당시엔 대부분 집에서 상을 치렀다. 객사일 경우엔 병원에서 상을 치렀지만 그렇지 않을 경우 병원에 있다가도 집으로 옮겼다.

가족들은 모두 초상집 분위기였다. 병원에서도 손을 못 쓸 정도니 준비를 하지 않을 수 없겠다고 생각했다. 그러나 당시 40대 중반이었던 부친은 오히려 역정을 내며 대학병원 의사들이 엉터리라고 했다.

"내 몸은 내가 더 잘 알지. 그깟 의사들이 뭘 알아."

의사의 진단 결과에도 흔들리지 않았던 부친은 퇴원 후 직장에 병가를 내고 병과의 싸움에 돌입했다. 부친은 우선 술과 담배를 끊었다. 술은 원래 많이 마시는 편이 아니었다. 소주 한두 잔에 얼굴이 빨개지고 두세 잔이면 취하는 수준이었다. 담배는 하루 반 갑 정도였다. 심한 편은 아니었지만 술과 담배를 단숨에 끊은 부친은 간에 좋다는 약을 상시 복용하며 민간요법에 매달렸다. 좋다는 말을 들으면 즉시 구해다 먹었다. 토복령 뿌리를 삶아 먹었고 박쥐 같은 것도 먹었다.

그러는 한편 운동을 생활화했다. 집 근처 학교에 나가 아침저녁으로 운동장을 뛰었다. 처음엔 두세 바퀴만 돌아도 숨이 찼으나 시간이 갈수록 단련되었다. 그냥 달리는 것은 심심해서 배드민턴 동우회와 조기 축구회에 가입했다. 집에서 쉬었지만 나름대로 하루 일과가 빡빡했다. 아침 6시부터 한 시간 정도 배드민턴을 하고 아침밥을 먹고 나서 한 시간 정도 잠을 잔다. 10시쯤엔 근처 산으로 약수를 받으러 간다. 간 김에 약수터에 설치된 철봉에 매달리기도 하고 배드민턴을 하기도 한다. 더러는 산을 한 바퀴 돌면서 약이 되는 풀을 찾는다. 집에 오면 오후 1시쯤. 점심을 먹고 나서 다시 한 시간 정도 낮잠을 즐긴다. 주말 아침엔 조기 축구회에 나가 공을 찬다. 처음 해보는 축구가 마냥 서툴렀지만 몇개월 지나니 제법 뛸 만했다. 그 사이 산악회에도 가입했다. 가벼운 등산으로 시작해서 나중에는 지리산, 설악산, 소백산 등 가지 않은 산이 없을 정도였다. 산을 타다 보니 체력이 좋아졌다. 언제나 앞장서서 산을 올랐다.

3개월 만에 직장에 출근했다. 직장은 집에서 그리 멀지 않았다. 그래도 전에는 버스를 탔지만 다시 출근하면서 자전거 출퇴근을 했다. 비가 심하게 올 때를 제외하곤 내내 자전거를 애용했다. 폭우가 쏟아질 때도 차를 타지 않았다. 걸어서 직장을 오고갔다. 병이 나아졌어도 운동을 그만두지 않았다. 술과 담배도 여전히 멀리했다. 먹는 것도 특별히 가리지 않았다. 한약방에서 틈틈이 보약을 먹었지만 집의 밥을 충실히 먹었다. 운동 후의 밥은 맛있는 반찬이 없어도 항상 식욕을 자극했다.

이강화 교수의 부친은 지난해 팔순 잔치를 했다. 상노인이지만 체력만은 40대 후반의 아들보다 낫다. 얼마 전 병원의 정기검진에서 의사는 부친의 신체 연령이 50대 못지않다고 했다.

요즘 의사는 기계를 통해 환자의 상태를 알 뿐이다. 이 기계 저 기계 들이대고 두어 번 촬영하면 속속들이 알게 되니 굳이 이말 저말 시킬 필요도 없고 구구절절한 사정을 다 들을 필요도 없다. 기계가 다 알아서 하니 굳이 청진기를 들이대고 상태를 점검할 이유가 없다. 기계를 통해 나타난 자료만 잘 읽으면 된다. 기계를 읽는 사람도 따로 있으니 외과수술을 제외하면 그 역시도 기계나 다름없다. 그러나 사람의 몸은 기묘하다. 기계로만 다 체크할 수 없는 미세한 움직임이 있을 수 있고 기계에는 나타나지 않는 여러가지 징후도 있다. 분명히 아파서 갔는 데도 이상 없다고 하는 것은 실제로 아프지 않은 경우도 있겠지만 기계가 읽지 못해 그럴 수도 있다. 이것이 의술이 점점 발전하는 데도 오진률이 여전히 높은 이유가 아닌가 싶다.

의사들이 흔히 할 수 있는 실수도 지나치게 기계에 의존함으로써 생긴다. 사람마다 체질이 다른데 처방은 시중에 나와 있는 약으로 거의 똑같이 하므로 어떤 사람은 명의라고 하는데 어떤 사람은 엉터리라고 하는 것이다. 다행히 처방이 자신에게 맞으면 차도가 있지만 그렇지 않을 경우 병이 깊어갈 수밖에 없다.

지금은 세상을 달리한 ㄱ한의사는 대단한 명의였다. 그의 한의원은 언제나 아픈 사람들로 붐볐다. 그러나 소문만큼 병을 그렇게 잘 고치지는 못했다. 그의 최대 강점은 진맥을 정확하게 하는 것이었다. 맥을 짚어보고 정확하게 환자의 병명이나 병세를 맞추니 환자들은 그 때문에 일단 신뢰를 하면서 후한 점수를 준다. 사실 병세를 알면 이미 50점은 따고 들어가는 것이고 신뢰를 얻으니 또 20~30점 추가할 수 있다. 나머지가 처방전인데 그는 이 부분이 다소 약했다.

알려지지 않은 그의 정확한 진맥비결 중 하나가 손금을 보는 것이었다. 한의학은 우리의 손과 발을 대단히 중요하게 본다. 소우주 중에서도 또 소우주라고 보는데 그것은 손과 발을 통해 신체의 오장육부를 알 수 있기 때문이다. 그가 나타나는 맥을 느끼면서 동시에 손금을 보고 그것을 결합해서 결과를 이야기하면 대부분 감탄사를 자아내게 된다. 그는 손금 보는 법을 따로 배우기도 했지만 오랜 진찰 경험으로 손바닥의 색깔이나 상태를 보고 그 사람의 병세를 짐작할 수 있게 된 것이다. 하지만 처방전은 배운 그대로였다. 사람에 따라 처방하지 않았기 때문에 어떤 사람은 낫고 어떤 사람은 한약을 몇 재씩 먹어도 그대로였던 것이다.

내 몸은 내가 제일 잘 안다는 말이 일견 타당하기도 하다. 하지만 전문적인 의학 지식이 없으므로 의사의 도움을 받지 않을 수 없다. 그래도 의사의 말을 무조건 신봉해서는 곤란할 듯싶다. 의사는 고치는 법은 알지만 남의 몸을 속속들이 꿰뚫지는 못하기 때문이다. 나를 잘 아는 나와 병을 잘 아는 의사와의 절충점에서 나름대로 판단을 해야 한다. 요즘에는 하도 건강식품이 많이 나오고 건강정보도 넘치도록 많은 데다 모두들 건강에 신경을 곤두세우고 있어 모두가 의사나 다름없다. 그것이한의원 운영이 전 같지 않은 이유 중의 하나이다. 그러나 자신의 몸을 모르면서 몸에 좋다는 말만 듣고 무조건 따라 먹었다가는 낭패를 당할 수 있다. '병으로 인해 생기는 화禍보다 약으로 인한 화가 더 많다'는 말도 그래서 나왔을 터이다. 우리가 흔히 아는 인삼이 좋은 예이다. 좋다고 소문난 신비의 약초이지만 몇몇 사람에게는 오히려 화가 됨을 주위에서도 심심찮게 볼 수 있다. 금오 김홍경 씨가 『내 몸은 내가 고친다』라는 책을 쓴 것도 그런 이유에서다.

체질 이야기

'생긴 대로 병이 생긴다'든지 '먹는 대로 병이 생긴다'든지 '하는 대로 병이 생긴다'는 말 역시 그 밑바탕에는 체질론이 깔려 있다. 한의학은 사람을 태양인, 소양인, 태음인, 소음인의 네 가지 체질로 분류한다.

태양인은 상체가 발달하고 하체가 약한 체형이 많다. 머리가 크고 얼굴은 둥근 편이며 광대뼈가 좀 나온 편이다. 허리가 약하기 때문에 오래 서 있지 못한다. 사고력이 뛰어나고 창의적이다. 사교성이 좋다. 폐가 큰 대신 간이 작은 탓으로 간기능 계통의 질병을 앓기 쉽다. 술, 담배, 매운 음식은 좋지 않다. 간을 보하는 음식, 담백한 식품이 몸에 좋다. 태양인은 우리나라에선 드문 체질이다. 동양인보다는 서양인에게 많다.

태음인은 태양인과 반대의 체질이다. 간이 크고 폐가 작다. 우리나라에 가장 많은 체질이다. 한의사에게 무슨 체질이냐고 물어보면 대부분 태음인이라는 소리를 듣게 된다. 땀을 많이 흘리는 경향이 있는데 체질이 그러므로 어느정도 땀을 흘리는 것이 건강에 좋다. 땀이 나지 않으면 건강 상태를 살펴봐야 한다. 호흡기 계통의 질병을 앓기 쉽다. 말이 적은 편이고 일을 하면 열심히 한다. 과음, 과식을 하는 체질로 지나치면 건강을 잃기 쉽다. 수영, 달리기 등이 몸에 맞는 운동이다.

소양인은 비장이 발달했으며 엉덩이 부분이 약하고 가슴이 넓은 체형이다. 열이 많기 때문에 찬 음식이 좋다. 머리가 작고 둥근 편이며 앞뒤짱구가 많다. 살결은 흰 편이고 땀은 그다지 흘리지 않는다. 일에 싫증을 잘 느끼며 치밀하지 못하다. 솔직 담백형이 많다. 열 체질이어서 빙과류 등을 많이 먹어도 좀처럼 배탈이 나지 않는다. 성기능은 약한 편이다. 위장은 튼튼하나 체질상 신장염, 요통 등의 질병으로 고생할 수 있다. 조급함 때문에 일과 건강을 해칠 수 있다. 골프, 테니스, 등산 등 하체단련 운동이 체질에 맞다.

소음인은 신대비소형으로 신장의 기능이 좋다. 엉덩이와 하체가 강한 체형. 태음인과 함께 우리나라 사람 중에 많다. 이제마 선생은 우리나라 사람 중 약 20%를 소음인으로 보았다. 체구는 작은 편이나 용모의 구성이 좋다. 이마는 약간 나오고 이목구비가 고만고만해 다소곳한 인상이다. 피부가 부드럽고 땀이 적다. 외유내강형으로 조직적이고 치밀한 편이다. '사촌이 땅을 사면 배가 아프다' 라든가 '배고픈 것은 참아도 배 아픈 것은 못 참는다' 라는 말이 가장 어울리는 체질. 그렇다면 우리나라 사람에게 많을 수밖에 없을 듯하다. 찬 음식보다는 따뜻한 음식이 좋다. 위가 약한 편이어서 만성 소화불량, 위산과다를 조심해야 한다. 정력은 비교적 센 편이다. 인삼차, 생강차, 유자차, 수정과 등이 몸에 맞는다.

하지만 체질을 아는 것은 설명처럼 쉽지 않다. 태음인, 소음인이 전체의 70~80% 이상이지만 한의사들도 그 부분에선 정확하게 판단을 내리지 못한다. '대충 그럴 것이다' 라는 정도이지 100% 확실한 것은 아니다. 오히려 그보다는 최근 이야기되고 있는 출생시기별 체질이 보다 쉽고 응용하기도 좋을 듯하다. 물론 이 역시 완벽한 것은 아닐 것이다. 십인십색+人+色이라는 말이 있듯이 사람은 뭉뚱그려서 선을 그을 수 있을 정도로 결코 간단하지 않다.

한국일보 시카고 지사장으로 근무하고 있는 김인규 씨는 현장 기자 시절 함께 뛰었던 동료이다. 그의 친동생인 김봉규 씨는 최근 『5계절 5체질 건강법』이라는 책을 써냈다. 현재 부산에서 태양운기 자연물 연구소를 운영하며 백두산 명상수행법을 지도하고 있지만 대학 졸업 후 한때 증권회사에서 근무했던 보통사람이다. 하지만 인생의 참 길에 대한 명상에 빠졌던 그는 어느날 직장을 떠나 새로운 길을 찾아 나섰다. 국내는 물론 인도, 미국, 중국 등 세계 곳곳을 돌아다니며 불가 수행법과 선도 등을 익혔고 중국 하얼빈대 중의학과 과정을 수료하기도 했다. 그러다 백두산에서 '일반인의 상상을 초월한 기연'을 만났다. 2000년에 처음 백두산에 오른 그는 근 7년간 백두산을 제집 드나들듯 하면서 명상수행을 하는 동안 음양오행에 관한 이치와 인체의 신비를 깨달았고 백두산 선인으로부터 '백두산 수행법'이라는 우리 고유의 수행 비법까지 전수받았다고 한다. 그의 '태양운기체질론'도 백두산 체험이 밑바탕이 된 것으로 사람의 체질은 태어난 계절과 생일에 따라 정해진다는 이론이다.

태양운기체질론은 사람의 체질을 태어난 시기에 따라 봄 체질, 여름 체질, 늦여름 체질, 가을 체질, 겨울 체질의 다섯 가지 체질로 분류한다.

목木의 체질은 입춘에서 입하 전까지 태어난 사람으로 봄의 기운이 강하다. 간이 약하게 타고난 반면 위장과 폐가 튼튼하다. 목 기운이 강한 음식과 생활환경을 필요로 한다. 목의 기운이 강한 음식은 곡류로는 보리, 찹쌀, 밀, 참깨가 있고 육류로는 닭고기, 웅담을 들수 있다. 어패류는 꽁치, 청어, 고등어, 삼치, 다슬기, 참치, 재첩, 전복, 채소류는 시래기, 시금치, 무청, 냉이 미나리, 배추, 애호박, 송이버섯 등이고 견과류는 아몬드와 땅콩, 과일류는 포도, 사과, 오렌지, 귤, 청포도, 파인애플, 모과, 기름은 참기름, 유채유, 올리브유, 차류는 솔잎, 녹차, 오미자, 구기자, 주류는 포도주, 맥주, 보석은 옥, 에메랄드, 사파이어가 있고 운동은 고관절운동, 팔굽혀펴기 등이 몸에 맞다. 색깔은 푸른색과 녹색.

화火의 체질은 입하에서 하지 전까지로 여름의 기운이 강하다. 심장은 약하게 타고났지만 폐와 방광이 튼튼하다. 화의 기운이 강한 음식은 곡류로는 수수, 팥, 강낭콩, 육류는 꿩, 칠면조, 녹용, 어패류는 도미, 붉은 생선, 홍어, 옥돔, 연어, 게, 새우, 멍게, 미더덕, 채소류는 상추, 쑥, 머위, 쑥갓, 고들빼기, 곰취, 가죽, 진달래, 당근, 두릅, 씀바귀, 브로콜리, 갓, 고사리, 과일류는 홍시, 앵두, 대추, 석류, 자두, 버찌, 딸기, 토마토, 홍삼, 인삼, 홍화, 키토산, 영지버섯, 더덕, 도토리묵, 주류는 양주와 고량주가 있다. 색은 붉은색이 좋고 보석은 루비, 진주, 붉은 자수정이 좋으며 운동은 팔꿈치를 굽히고 펴는 운동, 팔을 위로 펼치는 운동 등이 좋다.

토土의 체질은 하지에서 입추 전까지로 늦여름의 기운이다. 위장은 약하나 신장과 간이 튼튼하다. 토의 기운이 강한 음식은 곡류로는 기장, 백미, 노란콩, 메조, 흰콩, 옥수수, 둥글레, 육류는 쇠고기,

개고기, 달걀, 곰국, 어패류는 조기, 가자미, 붕어, 황태, 아구, 달팽이, 잉어, 미꾸라지, 우렁이, 소라, 견과류는 호두, 과일류는 단감, 바나나, 참외, 식혜, 설탕, 버터, 엿기름, 우황, 복령, 누에가루, 상황버섯, 포도당, 주류는 정종, 동동주, 탁주가 있다. 색은 노란색, 보석은 금, 호박, 운동은 앉았다 일어났다 하는 운동, 관절운동, 윗몸일으키기가 좋다.

금金의 체질은 입추에서 입동 전까지로 가을의 기운이다. 폐는 약하게 타고 났지만 간과 심장은 튼튼하다. 금의 기운이 강한 음식은 곡류로는 율무, 들깨, 현미, 육류는 돼지고기, 찐 달걀, 어패류는 갈치, 멸치, 전어, 게르치, 뱅어포, 민어, 가물치, 굴, 대합조개, 가리비, 채소류는 연근, 감자, 고구마, 토란, 마, 죽순, 노란 호박, 양배추, 양송이, 덜 핀 표고버섯, 견과류는 은행, 잣, 후투, 들기름, 과일류는 배, 돌배, 복숭아, 살구, 곶감, 가공식품은 비지, 사이다, 요구르트, 수정과, 카레, 주류는 소주가 있다. 몸에 좋은 색은 흰색, 보석은 백금, 은, 흰 수정, 다이아몬드, 운동은 호흡운동, 피부마찰 운동, 손목·발목·무릎 관절 돌리기, 가슴 폈다 오므리기 등이다

수水의 체질은 입동에서 입춘 전까지 태어난 사람으로 겨울의 기운이다. 신장은 약하지만 심장과 위장은 튼튼하다. 수의 기운이 강한 음식은 곡류로는 서리태, 검은 콩, 검정깨, 육류는 흑돼지, 흑염소, 오리, 어패류는 장어, 뱀장어, 고래 고기, 명란, 붕장어, 문어, 오징어, 해삼, 한치, 낙지, 홍합, 키조개, 해조류는 다시마, 미역, 톳, 우

엉, 가지, 김, 과일류는 수박, 밤, 오디, 오가피, 겨우살이, 산수유, 엄나무 등이 있다. 색깔은 검정색, 보석은 흑수정, 흑진주, 운동은 목·허리·정강이·발목 돌리기가 좋다.

김봉규 씨의 5체질은 태양의 힘을 기준으로 한 것으로 누구나 쉽게 판별할 수 있는 장점이 있다. 김씨는 여기서 한 단계 더 나아가 열 가지 체질로 세분화하기도 했다. 즉 태어날 때의 본원 체질(선천적 체질)에 살아가는 환경에 따라 이루어지는 후천적 체질을 고려했다. 금의 체질이 다시 금토, 금수 체질이 되고 수의 체질은 수금, 수목 체질로 분류되는 것이다. 자기 체질을 알고 체질에 맞는 운동이나 명상을 하며 체질에 따른 음식물을 찾아 먹으면 건강한 신체와 정신을 지닐 수 있다는 주장이지만, 평소에는 그 역시 음식물을 골고루 섭취하기를 권한다. 다만 병에 걸렸을 때나 몸이 허할 때는 체질에 맞는 음식을 가려 먹는 것이 좋다고 설명한다.

그것이 맞는지 맞지 않는지 역시 각자가 판단할 일이다. 그런데도 군이 체질을 이야기하는 것은 내 몸은 내가 제일 잘 안다면서 지나치게 과신하며 일을 망쳐서도 안 되지만 남이 좋다고 해서, 의사가 그러라고 해서 맹목적으로 따르는 것도 좋지 않음을 설명하고 싶어서이다.

당뇨에 대한 잘못된 상식 4가지

······ 당뇨는 조용한 놈이다. 무르익을 때까지 소리 없이 움직이면서 곳곳에 침투해서 교란작전을 편다. 암약하는 고정간첩이나 적진 깊숙이 들어가 거점을 마련한 후 공격의 기회를 만드는 일종의 게릴라 같은 놈이다. 때문에 움직임을 쉽게 파악할 수 없고 대응하기도 어렵다. 굼벵이처럼 아주 조금씩 전진하므로 자세히 지켜보기 전에는 움직이는지 안 움직이는지조차도 알기 힘들다. 그래서 있는 것을 알면서도 그 존재를 순간순간 잊어버리게 되고 그냥 내버려두게 된다. 하지만 낙숫물이 단단한 바위에 구멍을 내듯 아주 작은 움직임도 종국엔 큰 화를 부르게 된다. 조금씩 끊임없이 돌아다니면서 기초 조직을 흔들기 때문인데, 처음 움직임을 파악했을 때 더이상 활동하지 못하게 뿌리를 들어내야 하며, 초기 대응이 늦었을 경우엔 우리 역시 당뇨처럼 끈기를 가지고 세세한 부분까지 막고 나서야 한다. 이 음울하고 비겁한 놈은 그 스스로 대단한 힘을 가지고 있지 않으면서도 막강한 파괴력을 발휘한다. 남의 칼로 적을 해하는 차도살인 전략의 귀재이다. 그래서 막상 당하게 되었을 때 그 원인이 당뇨인 줄 모르다가 뒤늦게 깨달을 수 있으며 오해도 많이 하게 된다.

당뇨병에 대한 잘못된 상식은 꽤 많으나 대표적인 것을 들면 네 가지 정도가 될 것 같다.

첫째가, 당뇨병은 나이가 든 후 걸리는 성인병이라는 것이다. 당뇨병 환자의 절반 이상이 60대 이후이니 아주 틀린 이야기는 아니다. 그러나 40대 후반의 중장년층도 꽤 많으며 요즘은 30대에서도 빈번하게 나타난다. 당뇨의 진행이 느린 점을 감안하면 젊은 층이라고 해서 안심할 일이 아니다.

두번째는, 부자병이라는 것이다. 지나치게 잘 먹는 탓에 걸리는 병이라는 관점에선 일부 맞지만 못 먹고 못 살던 시절에서 갑자기 생활환경이 바뀌면서 당뇨 환자가 늘어난 과도기적 현상이라는 점에선 맞지 않다. 그리고 미처 파악하지 못한 것 일뿐 저소득층의 발병률도 고소득층 못지않다.

세번째는, 여자보다는 남자가 많이 걸린다는 것. 남자는 사회생활을 하고 여자는 가정에 머물러 있었을 땐 그럴 수도 있었지만 남녀 모두 사회생활을 하는 요즘과는 거리가 멀다. 당뇨의 주된 이유 중 하나가 스트레스이고 그런 점에서 직장생활을 하는 남자가 당뇨에 많이 걸릴 수 있다. 하지만 스트레스는 직장에서만 발생하는 것이 아니라 가정에서도 발생하며 특히 여성의 사회진출이 늘어나면서 남녀 차이가 없어졌다.

네번째는, 당뇨로는 죽지 않는다는 것이다. 물론 당뇨가 바로 죽음에 이르게 하지는 않는다. 그러나 시간이 가면서 합병증을 유발하고 그것이 결국 사망으로 이어지니 그 말도 맞지 않는다고 보아야 한다. 전 세계에서 매년 3,800여만 명이 당뇨 관련 질병으로 사망하고 있다.

40대에 이르면 적어도 주 3회, 한 시간 이상의 운동과 적당한 음식 섭취로 당뇨의 침입을 사전에 막아야 하고 조금이라도 의심이 가면 초전박살 전략을 구사함으로써 설 땅이 없게 해야 한다. 생존율 50%의 고환암을 이기고 '투르 드 프랑스(프랑스 일주 사이클 대회)' 7연패의 위업을 달성한 랜스 암스트롱의 마음 자세를 상기하면서 꾸준히 관리하면 당뇨는 결코 걱정할 일이 아니다. 그는 "병을 이길 수 있다는 자신감을 가지고 의사를 믿으며 최선을 다했다"고 말했다.

1년차, 방심은 금물이다

······ 올해 46세의 회사원 조호연 씨는 지난해 가을 정기 신체검사에서 처음 당뇨를 발견했다. 혈당수치 150 정도로 당뇨의 가능성이 있는 수준이었다. 당뇨의 심각성을 익히 듣고 있던 그는 시간 나는 대로 걷기 운동을 했다. 회사의 업무가 바쁘긴 하지만 이틀에 한 번 꼴로 4킬로미터를 걷고 있다. 음식에 대해선 이렇다 할 조치를 취하지 않았다. 나름의 생각으로 그는 그 정도면 충분하리라고 보고 있다. 아마도 조호연 씨의 당뇨는 지금 안정권에서 머물러 있을 것이

다. 하지만 방심은 금물이다. 당뇨라는 놈은 원래 그렇게 조용히 잠복해 있다가 기회다 싶으면 준동하기 때문이다.

조호연 씨는 일단 혈당계를 구입해서 매일은 아니더라도 꾸준히 체크해야 한다. 이 정도면 괜찮겠지 하며 관찰하지 않으면 조금 더 자란 당뇨와 싸워야 할지도 모른다. 당뇨 의심증세가 발견되었다는 것은 신체 구조가 그것을 허락한 것이고 생활 행태가 당뇨를 키울 수 있는 상황이라는 소리이기 때문이다. 걷기를 시작한 것은 다행이지만 그것만으로는 많이 모자란다.

3년차, 당뇨인의 생활방식에 적응하기

...... 이선희 씨는 두 명의 자녀를 둔 38세의 전업주부다. 3년 전 괜스레 피곤하고 힘이 없어 병원을 찾았더니 당뇨 증세가 있다고 했다. 혈당수치 120이어서 설마하며 넘어갔다. 술을 좋아하는 남편과 저녁마다 한잔씩 한 것이 이유일 거라고 자가진단하면서 이내 잊어버렸다.

그의 생각대로 남편과의 반주 자리를 줄이고 잠을 좀 일찍 잤더니 피곤한 증세가 없어졌다. 나이나 기타 다른 것을 감안하더라도 당뇨가 의심되는 것은 없었다. 그러면 그렇지 하면서 잘 보내던 그는 정확하게 1년 후 다시 병원을 찾았다. 피곤이 엄습하는 데다 눈이 침침해지고, 더러는 눈앞이 아득해지는 현상을 느끼던 차에 당뇨가 있다는 친구를 만나 그의 혈당계를 빌려 재봤더니 160이 나왔기 때문이다. 1년 전에 비하면 높은 것이었지만 정확한 것이 아니어서 정식 검사를 해보자고 마음먹었다.

병원수치는 그보다 높은 200이었다. 당뇨 때문에 그런 것인 줄 몰랐는데 눈의 침침함도 당뇨가 원인이라고 했다. 일단 약을 먹기로 했다. 처음에 병원 처방에 따라 하루 한 알을 먹었다. 몇달 지나도 차도가 없자 약을 바꾸어주었다. 병원에서 약을 바꾸는 것은 두 가지 경우다. 한가지는 보다 센 약을 쓰는 것이고 또 한가지는 다른 종류의 약을 쓰는 것이다. 당뇨약은 수십 가지에 이른다고 한다. 비슷하지만 체질에 따라 약이 듣기도 하고 안 듣기도 한다. 병원에선 환자의 증세를 파악한 후 그에 맞춰 약을 처방하지만 나아지지 않으면 약을 바꾸기도 한다.

약을 좀더 보강하면서 바꾸었지만 공복 시 혈당수치가 좀처럼 떨어지지 않았다. 하는 수 없이 보험 처리가 되지 않는 비싼 약을 복용했다. 약은 효험이 있었다. 하지만 이런 경우 의사에게 별도의 처방을 부탁하는 것이 현명하다. 보험료를 꼬박꼬박 내면서 보험처리가 되지 않는 약을 먹으면 손해 아닌가. 일단 의사에게 원하는 약의 처방을 부탁해야겠지만 많은 경우 의사는 환자의 말을 무시한다. 매우 기분 나쁘다는 인상을 쓰며 그저 처방대로 하라고 한다. 의사가 알아서 할 일이기도 하지만 어떤 의사는 약의 효능을 알면서도 그것이 보험수가에 영향을 미친다는 사실 때문에 말을 들어주지 않기도 한다. 환자는 요구할 권리가 있다. 부탁해서 안 되면 강력하게 어필해서 원하는 약을 타내야 한다. 처음엔 들은 척하지 않겠지만 집요하게 들이대면 성공할 가능성이 높다.

약이 비교적 잘 들어 약 이외에는 별다른 조치를 취하지 않았다. 가끔 저녁식사 후 집 근처를 산책했지만 아이들 보살피기와 남편 뒤치다꺼리로 늘 바빴기에 그냥저냥 넘어갔다. 그래도 궁금해서 친구 집에 놀러가 한 달에 한두 번씩은 체크를 했다. 특별히 나빠지지도 않았지만 개선되는 기미도 없었다. 150선에서 오르내렸다. 그만하면 괜찮은 수준이라고 여긴 그는 그런 생활을 계속했는데 어느날 보니 살이 조금 붙었다. 평소보다 3킬로그램이 늘었다. 다소 불편함을 느꼈지만 나잇살이려니 여기며 무심하게 넘기던 차 괜찮은 아르바이트 자리를 구했다.

이것저것 챙겨서 남편은 직장으로, 아이들은 학교로 보낸 뒤인 오전 9시부터 오후 2시까지 일하는 것이었다. 매장의 물건을 정리하고 옮기는 단순한 업무였다. 남는 시간을 적절하게 활용할 수 있을 것 같아 6개월 전부터 일을 하기 시작했다. 일은 비교적 단순했지만 품이 많이 들어갔다. 물건이 무겁진 않았으나 움직임이 많았다. 3개월쯤 일을 하자 늘었던 체중이 줄면서 예전 몸무게를 되찾았다. 전처럼 피곤한 것도 없어졌고 눈의 침침함 현상도 나타나지 않았다. 언 뜻 당뇨가 좋아졌을 것이라는 생각이 들었다. 혈당계를 구입했다. 매번 빌려 쓰는 것도 그렇고 보다 철저하게 관리하기 위해서였다.

현재 그의 혈당수치는 지극히 정상이다. 아침 식전 공복상태에선 100과 110 사이이고 식후라도 120을 넘지 않는다. 걷지 않아도 몸을 많이 움직이는 일을 함으로써 당뇨가 절로 물러난 것이었다. 그가 취한 또 한가지 조치는 저녁을 적게 먹는 것이었다. 당뇨에 소식이 좋다는 말을 듣고 난 후부터는 밥을 3분의 2공기만 먹었다. 반찬도 가능하면 푸성귀 위주의 자연식을 선호했다. 전엔 저녁이 가장 풍성 했다. 남편이 일찍 들어오는 날의 밥상은 특히 더 그랬다. 쇠고기를 구워 먹기도 했고 피자를 시켜 먹으면서 반주를 곁들였다. 초라해진 밥상을 보며 남편은 투덜거렸다.

"잘 먹어야 힘도 나고 회사에서도 의욕적으로 일할 수 있지. 당신 당뇨 때문에 아이들이 영양실조 걸리겠다."

하지만 그 불만은 이내 사라졌다. 적게 먹고 난 후부터 잠을 잘 잤 고 특별히 영양이 모자라는 것 같지도 않아서였다. 일도 하고, 당뇨 도 잡고, 많지는 않지만 부수입도 챙기니 일석이조. 이선희 씨는 자 기에게 일을 준 그 회사가 고마워서 지금도 열심히 일을 하고 있다. 조금 먼 거리를 이동해야 하는 일은 보통 모두 싫어하지만 그는 그 것을 운동이라고 생각하며 도맡아서 한다. 회사뿐 아니라 주위 사람 들 모두 그런 그를 좋아하니 일하는 것이 재미있고, 그러다 보니 평판도 점점 좋아져 없어선 안 될 첫번째 사람으로 꼽힌다. 작은 당뇨가 오히려 그의 생활을 윤택하게 한 셈이다.

쉬는 날에는 걷기도 하고 러닝머신을 이용하기도 한다. 한 30분 하고 나면 수치가 20~30은 떨어졌다. 몸을 부지런히 움직이고 긍정적으로 사물을 바라보는 한 이선희 씨의 당뇨는 더이상 힘을 발휘하지 못할 것 같다.

김명세 씨는 지금 고비를 맞았다. 3년 전 회사 신체검사에서 혈당 수치 140을 기록했다. 높은 수치는 아니지만 그래도 조심스러워서 병원을 찾았다. 약을 먹으면서 운동을 병행해 얼마 전까지만 해도 안정세였다. 주말 산행을 생활화하면서 틈나는 대로 집 주변을 산책했다. 일산은 그래도 공기가 맑은 편이어서 한바탕 걷고 나면 기분까지 상쾌했다. 사람을 좋아하고 이야기하기를 좋아하는 그이기에 동료들과의 술자리는 피하지 않았다. 일주일에 세 차례 정도는 제법 거나하게 마셨고 더러는 낮술까지 했다.

걷기를 늘린 것 빼고는 특별히 한 게 없었지만 최근 3년여 간 저녁 식후라도 140을 넘긴 적이 없었다. 당연히 당뇨에 대해 신경을 곤두세웠던 초기에 비해 생활이 다소 느슨해졌다. 하지만 최근 들어 수치가 급격히 올랐다. 저녁 식후엔 200에 육박했고 식전 공복에 160이 나왔다. 당뇨 진단 후 가장 높은 수치였다. 올해 50줄에 막 들어선 그는 최근 회사에서 중요한 직책을 맡았다. 새로운 업무에 적응하느라 알게 모르게 스트레스를 받은 것 같고 집에서 뭘 좀 해보겠다고 해서 주말에 그걸 도와주면서 운동을 게을리 한 탓이었다.

아직은 견딜 만한 수준. 그러나 생활을 당뇨인의 생활로 되돌리지 않으면 큰 화를 부를 수도 있는 상황이다. 당뇨는 떠난 것 같아도 결코 떠나지 않고 머물러 있다가 언제곤 다시 나타나는 특성이 있기 때문이다.

5년차, 잡느냐 잡히느냐의 갈림길

...... 잡느냐, 잡히느냐의 첫번째 갈림길이다. 관리를 잘했다면 5년이 되어도 별 문제가 없다. 하지만 가볍게 여기고 방치했다면 자각증상이 나타나며 원위치가 쉽지 않다. 병원 통계에 따르면 모르고 내버려두었거나 알면서도 방치하는 경우가 전체의 절반에 이른다고 한다. 관리하는 것도 아니고 그냥 내버려둔 것도 아닌 어정쩡한 단계라고 볼 수 있는데 마지노선에 바싹 다가섰다고 보면 된다. 사람에 따라 이때 벌써 꽤 무거운 후유증이 나타나기도 한다.

대경애드컴의 이수경 사장은 만 4년을 넘기면서 합병증이 서서히 나타났다. 최초 혈당수치는 160선이었다. 술 잘 먹고 잘 노는 데다 성격마저 호탕한 그는 어느 자리에서나 인기가 있었다. 사업상 술자리를 피할 수도 없었기에 당뇨가 제 몸 안에서 놀건 말건 마음대로 하도록 내버려두었다.

당뇨는 술을 마시면서, 담배를 피우면서 무럭무럭 자랐다. 운동을 하거나 식사를 조절하는 등의 행동을 전혀 하지 않았으니 성장의 장애물은 하나도 없었다. 몸집을 한껏 불린 당뇨는 우선 그의 치아를 공격했다. 한쪽 이가 흔들리더니 다른 이까지 들썩들썩했다. 잇몸도 엉망이었다. 치아 하나만은 타고났다며 자랑했지만 한번 무너지자 속절없었다. 처음엔 그것이 당뇨 때문인 줄 몰랐다. 나중에서야 원인이 당뇨라는 사실을 알고 흠칫했으나 그땐 이미 절반을 드러낸 후였다. 손가락 끝이 저릿저릿 하더니 이내 감각이 무뎌졌다. 침 같은 것으로 꽤 세게 눌러도 아프질 않았다. 특히 추운 날은 더했다. 눈도 침침했다. 물건이 두 개로 보이기도 하고 잘 보이던 것이 안 보이기도 했다. 나이 탓이려니 했지만 아니었다. 그 역시 당뇨가 원인이었다. 결국 백내장 수술까지 받았다.

그러나 그의 불행은 거기서 끝나지 않았다. 사업이 잘 안 되고 믿었던 사람이 등을 돌리는 일이 발생했다. 스트레스는 하늘 높은 줄 모르고 치솟았고 스트레스를 풀려다 보니 자연 술자리가 늘었다. 풀리지 않은 속에다 바로 알코올을 집어넣는 일이 계속되다 보니 몸이 허해지고 보기에도 문제가 있어 보였다. 보약을 먹으며 힘을 내려고 했지만 한번 잃어버린 원기는 좀처럼 돌아오지 않았다. 피로는 쌓이고 소화도 잘 안 되는 터에 술마저 제대로 들어가지 않았다. 생활을 절제해야겠다고 마음을 다진 그는 그제야 병원을 찾았다. '마른하늘에 날벼락'이라더니 위암이었다.

물론 그의 위암은 당뇨가 절대적인 원인은 아니다. 하지만 당뇨로 인해 떨어진 면역력이 어떤 식으로든 작용했을지도 모르는 일이다. 다행히 암 덩어리는 그리 크지 않았다. 위의 75%를 자르면 될 것 같다는 게 의사의 판단이었다. 그래도 한시가 급했다. 위암이 아닌가. 서둘러 현대아산병원에 입원했다. 그리고 수술을 하자고 했다. 하지만 당뇨가 길을 막고 나섰다. 혈당수치 315. 당뇨를 먼저 손보지 않고는 수술을 할 수 없다는 것이었다. 입원한 채로 1개월간 당뇨를 다스렸다. 모든 수단을 동원했다. 약 먹고 인슐린 주사 맞고 부지런히 운동하고 좋은 음식 소식하기 등 한가지도 빼놓지 않았다.

수술은 잘 끝났다. 위암 투병 중에 당뇨는 절로 나가떨어졌다. 위를 대부분 잘라낸 탓에 과식을 할 수 없었다. 조금씩 자주 먹는 소식이 생활화가 되었다. 주말 산행은 어떤 경우에도 빼놓지 않았다. 아침저녁으로 걷고 또 걸었다. 고수부지를 걷고 회사 주변을 산책하고 집 주위를 뺑뺑 돌았다. 하루 한 시간은 무슨 일이 있든 걸었고 쉬는 날에는 오전 내내 걷기도 했다. 집 주변 산책에는 언제나 부인이 동행했다. 부인의 몸까지 좋아졌다. 나이가 들면서 조금씩 불던 몸이 제자리로 돌아왔다.

음식은 철저하게 가려 먹었다. 기름기 많은 음식은 절대적으로 피했다. 쇠고기를 먹을 때도 맛있다는 기름은 다 잘라내고 살코기만 들었다. 튀긴 음식은 일체 들지 않았다. 된장찌개와 콩자반 그리고 야채는 고정 메뉴였다. 녹즙을 아침저녁으로 꼭 챙겼다. 회사에 다시 출근하기 시작한 처음 몇달은 도시락을 가지고 다녔다. 음식에 대해 좀 알고 나니 식당에선 먹을 만한 게 없었다. 버섯은 가리지 않고 즐겼다. 데쳐서 먹기도 하고 구워서 먹기도 하고 찌개에 넣어서 끓여 먹기도 했다. 홍삼은 지금껏 장복하고 있다. 원기를 북돋우는 데 그만한 게 없는 것 같다. 발기부전에도 좋다는 말이 있는데 실제 먹어보니 그런 것 같다.

수술 후 7년, 63세인 그는 지금 매우 건강하다. 병원에선 이제 더 이상 위암은 걱정하지 않아도 되겠다고 했다. 그래도 그는 현대아산병원에 여전히 다닌다. 3개월이나 6개월에 한 번씩 가서 몸을 체크한다. 위암 때문이 아니라 당뇨 때문이다. 위암은 끝났지만 당뇨는 아직도 몸속에 남아 있다. 혈당수치는 지극히 정상이다. 언제 어느 때 재도 120을 넘는 적이 없다. 안심해도 되지만 위암과 당뇨, 두 가지와 싸우다 보니 그 모든 것이 이제 생활이 되었다. 특별한 약속이 없는 날이면 종로 피맛골까지 10분여를 걸어가 삼치구이나 꽁치구이를 먹는다. 단골 약국인 종로5가의 미래약국까지도 걸어서 다닌다. 집안이나 주위에서 약을 살 일이 있다고 하면 자진해서 청탁을 받는다. 현재 먹고 있는 당뇨약은 아반디아. 하루 한 알씩 먹는다. 성능도 좋다지만 그의 몸에 맞는다고 믿고 있다. 의사가 처음엔 처방을 해주지 않았다. 그러나 갈 때마다 조르자 처방을 해주었다. 비교적 비싼 약이라서 잘 안 해주는 것인지도 모른다는 게 그곳 약사의 추측이다.

이수경 사장은 해박한 당뇨 지식을 동원, 친구의 당뇨 치료를 돕고 있다. 친구 역시 건강검진에서 당뇨를 발견했다. 친구는 병원 말을 듣고 수치가 그리 높지 않은데도 약을 먹고 있었다. 이사장은 약은 가능한 한 먹지 않는 것이 좋다면서 운동과 식이요법을 적극 권했다. 그의 말대로 친구는 산행에 따라 나섰고 당뇨에 좋은 음식물을 주로 찾았다. 현재 친구는 3년째지만 이렇다 할 증세를 보이지 않고 있다. 스트레스를 받으면 수치가 조금 오르지만 약을 먹지 않고 그 상태면 아주 양호한 편이다.

회사원 박화진 씨의 부친은 자신감이 넘치는 사람이다. 당뇨 5년차지만 관리는 부실하다. 약은 먹고 있지만 여전히 병원 가는 것은 좋아하지 않는다. 약만 싸게 구입할 수 있다면 병원에도 가지 않겠다는 것이 그의 솔직한 심정이다. 가족들과 주변 사람들이 당뇨를 오래 놔두면 합병증이 온다면서 걱정해도 단칼에 자른다.

"내 몸은 내가 잘 알아. 문제없어."

그의 긍정적이고도 확신에 찬 자세는 본받을 만하다. 하지만 병은 심리치료로만은 안 된다. 그의 수치는 200을 상회하고 있으며 좋을 때도 180~190이다. 아직 이렇다 할 당뇨합병증 징후는 보이지 않는다. 병원에 가기 싫어하거나 자신을 과신하는 사람들이 대부분 부친의 경우에 해당한다. 나도 그랬던 것처럼. 그러나 결과가 말해주지 않는가. 걱정이 되는 케이스이다.

올해 62세인 박경숙 씨는 충격의 곡선을 그렸다. 당뇨의 발병 시기는 정확하게 알지 못한다. 사우나에서 쓰러지고 난 후 비로소 병원을 찾았다. 그가 병원을 찾았을 때의 수치는 간이혈당계에는 나타나지 않는 700이었다.

명동에서 사업을 하는 그가 몸에 이상을 느낀 것은 일이 잘 풀리지 않을 때였다. 큰돈이 오가는 일이었는데 사정이 여의치 않았다. 심한 스트레스를 받아 소화가 안 될 정도였다. 지켜보던 가족들이 여행을 권했다. 일에서 떨어져 있으면 스트레스도 덜 받고 새롭게 정신무장도 할 수 있을 것 같았다. 여동생과 강릉에 가기로 했다. 시원한 바닷바람이 쐬고 싶었다.

서울을 벗어나니 상쾌했다. 시원한 고속도로를 달리다보니 속까지 뚫리는 것 같았다. 갑자기 식욕이 일었다. '식욕'은 오랫동안 느껴보지 못한 것이었다. 그는 뭘 먹는 걸 좋아하지 않았다. 끼니때가 되면 그저 한 숟갈 뜨는 시늉만 냈다. 어떤 것을 먹어도 맛이라는 게 없었다. 음식을 맛으로 먹는 것이 아니었다. 특별히 배가 고파서 먹는 것도 아니었다. 움직이자면 그래도 먹지 않을 수 없어 조금 집어넣을 뿐이었다. 최소한의 허기만 면하면 밥이 남았든 말든 숟가락을 놓았다. 깨작거린다는 표현이 딱 맞는 식습관. 그 때문에 그의 몸무게는 늘 45킬로그램 근처에서 맴돌았다.

휴게소에 차를 세웠다. 냉면을 시켰다. 깨작거리는 대신 걸신들린 듯 먹어치웠다. 마지막 국물 한 방울까지 훌훌 들이켰다. 지켜보던 동생은 언니의 스트레스가 이만저만이 아니었던 모양이라고 생각했다. 일찍이 언니가 그렇게 씩씩하게 뭘 먹는 모습을 본 적이 없었기 때문이었다. 그런데 가만히 생각해보니 이상했다. 차 안에서 쉴 새 없이 물을 벌컥벌컥 들이켜고, 물 마시고 나면 화장실에 가고 싶다면서 잠시도 못 참는 것은 평소 언니의 모습이 아니었다.

"언니, 왜 그렇게 물을 많이 마셔?"

"글쎄, 물이 자꾸 당기네. 스트레스 탓인 모양이지, 뭐."

다시 달리는 차 안에서도 언니는 연신 물을 마셨다. 1.5리터짜리 물통의 남은 절반을 다 비웠을 때쯤 강릉에 도착했다. 강릉에 도착해서는 평소 잘 먹지 않던 식혜 한 사발을 다 해치웠다. 보통 때라면 탈이 났을 정도였건만 언니는 그렇게 많이 먹고도 힘이 없다고 했다. 몸이 축 처진다면서 좀 쉬어야겠다고 했다. 냉면 한 그릇, 물 한 통, 식혜 한 사발, 또 밥 한 그릇. 보통 때의 2~3배는 되는 양인데 힘이 없다니 도대체 모를 일이었다.

쉬고 싶다는 언니의 말에 따라 일행은 사우나로 향했다. 쉬면서 기분을 전환하는 것도 나쁘지 않을 듯했다. 그런데 사우나에서 기어코 사단이 벌어졌다. 언니가 널브러지면서 의식까지 놓고 만 것이었다.

여행이고 뭐고 다 집어치우고 부랴부랴 서울로 돌아왔다. 이튿날 강북삼성병원. 그를 진찰한 의사는 놀라서 뒤집어질 판이었다. 이때 껏 그렇게 높은 수치를 본 적이 없었다. 700이라니. 쇼크로 죽을 수도 있는 수치였다. 그러고는 이내 또 한 번 놀랐다. 벌써 왔어야 할 합병증이 발견되지 않아서였다. 순간적으로 수치는 엄청나게 높았지만 당뇨의 잠복기는 그리 오래되지 않아서 그런 것이 아닌가 하는 추측만 할 뿐이었다.

당장 입원을 하도록 했지만 입원은 서대문 쪽 세란병원에서 했다. 아는 의사가 있는 데가 아무래도 마음 편하고 잘해줄 것 같아서였다. 1개월을 꼬박 병원에 있었다. 당뇨식과 인슐린을 한 달 동안 처방하자 혈당수치가 뚝 떨어졌다.

퇴원을 했지만 몸은 여전히 정상이 아니었다. 피곤한 기가 그래도 남아 있었고 허한 듯했다. 당뇨와의 긴 싸움을 시작했다. 소식은 문제가 되지 않았다. 입이 짧아서 많이 먹지 않았던 터여서 특별히 신경 쓸 것이 없었다. 오히려 잘 먹는 것이 중요했다. 다만 한 점을 먹더라도 야채류나 생선류를 즐기며 규칙적인 생활을 했다. 아침 8시, 점심 12시, 저녁 6시를 거의 놓치지 않았다. 운동은 필사적으로 했다. 무슨 일이 있어도 하루 2시간은 꼭 했다. 혈당체크도 빼먹지 않고 했다. 당뇨는 하루가 다르게 좋아졌다.

그러던 어느날 약에 대해서 의심을 가지게 되었다. 약을 먹기 전과 먹은 후의 수치가 너무 차이 났다. 100 가까이 차이가 있었다.

200 이상일 때는 문제가 되지 않았지만 그 밑일 때는 저혈당으로 이어졌다. 약이 굉장히 센 것임에 틀림없다는 판단을 하면서 약의 양을 반으로 줄였다. 의사에게 물어볼까도 생각했지만 이런저런 말을 할 것이 뻔해 혼자서 판단했다. 다 먹었을 때보다 수치가 더 안정적인 것 같았다. 얼마 후 4분의 1로 줄였다. 수치에 영향을 끼치지 않았다.

그러는 사이 혈당수치가 제자리를 잡아가고 있었다. 간혹 약을 빼먹었을 때도 정상치가 나왔다. 운동과 식이요법은 계속하면서 약을 아예 끊어버렸다. 처음 며칠은 걱정스러웠지만 기우였다. 일주일이 흘러도 수치는 나빠지지 않았다. 언제 재도 기기에 나타나는 혈당수치는 105 언저리였다.

퇴원 후 4년. 지금 박경숙 씨는 아무런 증세를 느끼지 않는다. 걷기 2시간을 하지 않으면 배가 심히 고플 때처럼 허전해서 시간이 되면 그저 걷는다. 2시간 걷기만 빠뜨리지 않는다면 그는 당뇨에게 작별을 고해도 될 것 같다.

10년차, 무서운 합병증과의 싸움

······ 합병증이 나타나기 시작하거나 이미 나타났다. 철저하게 관리한 사람은 다른 사람보다 더 건강하지만.

신문기자 ㄴ씨는 키 180센티미터에 몸무게 100킬로그램의 거구이다. 그는 사회부 기자를 거쳐 사회부장을 역임했다. 올해 50세인 그는 얼마 전부터 논설위원으로 근무하고 있다. 기자라는 직업은 기본적으로 술과 철저하게 내통하고 있다. 암울했던 시절에는 시대를 한탄하며 한잔 기울였다. 술을 마셔야 시대의 아픔을 그런대로 잊을 수 있었으니 술은 둘도 없는 친구였다. 세월이 바뀌었지만 술에 관한 습관은 바뀌지 않았다. 전처럼 마구잡이로 퍼넣지는 않지만 언제나 술을 마셔야 할 이유는 많고도 많다. 특종 스트레스가 있고 마감 스트레스가 있으며 취재를 위한 만남의 자리가 있다. 이유는 다 다르지만 한가지 공통점은 술이 따른다는 것이다.

유능한 기자로 일선을 누볐던 그에게 당뇨가 찾아온 것은 대략 11년 전. 그 좋던 몸이 점점 수척해져 알아봤더니 당뇨였다. 하지만 일의 재미에 푹 빠져 있었던 그에게 당뇨는 전혀 걸림돌이 되지 않았다. 당뇨를 달고 다니면서 술을 마셨고 원래대로 불규칙한 생활도 계속했다. 처음 1년은 큰 변화가 없었다. 조금 빠졌던 몸무게도 어느새 원위치했다. 2년째도 당뇨를 잊고 살 수 있을 정도로 변함이 없었다. 그러나 3년째가 되자 갑자기 몸무게가 쑥쑥 빠지기 시작했다. 가장 심했을 때는 무려 40여 킬로그램이 빠졌다.

호쾌하고 낙천적인 성격이었지만 일단 주의를 기울였다. 오랫동안 벼르다가 병원을 찾았다. 공복 시의 혈당수치가 270선이었고 식후엔 300도 넘었다. 병원에선 더이상 방치하면 낭패를 본다고 했다. 약을 먹으면서 운동을 조금씩 했다. 술도 조금 줄였다. 먹는 횟수도 줄였고 한 번에 마시는 술의 양도 줄여나갔다. 당뇨는 차도가 있었다. 살이 다시 찌기 시작하면서 수치도 200 이하로 떨어졌다. 안심해서는 안 되는 상황이었지만 그는 원래의 모습으로 되돌아갔다.

6~7년이 지났다. 발이 저리고 더러는 아프기까지 했지만 약을 꾸준히 먹고 있던 터여서 그러다 말겠지 했다. 그러나 당뇨는 더이상 그를 가만히 내버려두지 않았다. 발의 통증이 점점 심해졌다. 병원에 갔더니 이미 위험수위를 넘어섰다고 했다. 발을 잘라야 하는 상황까지도 생각하고 있어야 한다고 했다. 설마 하면서도 적극적으로 치료에 나섰다. 3년 각시 하루 바쁜 격이었다. 주사까지 동원했고 평소 담쌓았던 운동도 시작했다. 하지만 증세는 나아지지 않았다. 몸속의 끈적끈적한 피가 미세혈관까지 돌아다니지 못했다. 길이 좁으면 차가 막히듯 피 역시 좁은 혈관 앞에서 멈춰서고 말았다. 발가락 끝이 이상했다. 찔러도 아프지 않았다. 감각을 잃어버린 것이었다. 발가락을 자르는 것으로 해결하면 되지 싶었다. 발가락 하나쯤 없어도 살아가는 데는 큰 지장이 없을 것이라며 자위를 하기도 했다.

그러나 발가락 하나로는 턱없이 부족했다. 이미 발 주위가 썩어들기 시작했다. 더는 망설일 수 없었다. 발목을 절단했다.

의족을 끼운 지 2년여가 지났다. 뛰지는 못해도 일상생활에는 큰 지장을 느끼지 못한다. 담배는 완전히 끊었지만 술은 가끔 한두 잔 한다. 발목을 잘랐어도 당뇨는 떠나지 않았다. 의술의 발달로 위암이나 간암 등의 암은 초기에 발견하면 완치가 가능하다. 절제된 생활을 해야 하지만 같은 병으로 눕지는 않는다. 그러나 당뇨는 극단의 처방을 해도 계속 진행된다. 조심하고 또 조심해야 하는 것이다. 그는 매일 혈당치를 측정하고 있다. 절단의 아픔을 겪은 후 부지런히 당뇨를 단속한다. 병원에도 정기적으로 다닌다. 지금은 많이 좋아졌지만 아직도 완전 정상치는 아니다. 다독거리면서 함께 가는 수밖에 없다는 것을 새삼 실감하고 있다.

김선호 씨는 어부다. 인천 옹진군 영흥면 선재도가 그의 생활 터전이다. 그는 언제 당뇨가 찾아왔는지 알지 못한다. 비릿한 개펄 냄새를 맡으며 바다와 함께 사느라 병원의 근처에도 가지 못했다. 바다에서 건진 얼마 되지 않는 것으로 부인과 2남 3녀를 건사하는 일은 말처럼 쉬운 일이 아니다.

선재도 토박이인 그는 철이 들 때부터 일에 매달렸다. 품을 팔 수 있는 일은 뭐든지 했다. 대장장이, 목수, 뻥튀기 장수 등 걸리는 대로 일을 했다. 타고난 건강체, 그것이 그의 유일한 자산이었다. 아플 새도 없었지만 좀처럼 아프지도 않았다. 아파서 드러누워본 기억도 없었다. 아픈 것은 배부른 사람들의 사치품이지 그의 것은 아니었다. 물질적으로 풍족하지 못했지만 효자인 자식들이 훌륭하게 성장하고 있어 마음만은 누구 못지않은 부자였다.

그가 병원에 가야겠다고 마음먹은 것은 눈 때문이었다. 그물코를 꿰매야 하는데 언제부터인가 잘 되지 않았다. 갈수록 눈이 아물아물한 게 도저히 일을 할 수가 없었다. 차일피일 미루다가 병원을 찾았다. 백내장이었다. 원인은 당뇨였다. 오래전 당뇨가 왔지만 모르고 지냈고, 모르고 지내는 사이에 당뇨가 영역을 넓혀 눈 쪽으로 침범한 것이었다. 수술을 해보자고 했으나 수술조차 할 수 없는 상황이었다. 그는 두 달 후 두 눈의 시력을 모두 잃었다.

갑자기 찾아온 칠흑 같은 어둠. 이제 아무것도 할 수 없다고 생각하자 미칠 것 같았다. 자살을 시도했다. 목을 매기도 하고 곡기를 끊기도 했다. 하지만 모두 실패했다. 가족들이 그를 내버려두지 않았다. 결국 죽기를 포기하고 마음의 빛을 찾기로 했다.

눈까지 앗아간 당뇨는 여전히 그를 괴롭혔다. 갑자기 혈당이 떨어지면서 쓰러진 적도 있었다. 앞이 보이지 않는 그는 쓰러진 채 손에 잡히는 대로 아무 고기나 삼킨 후 겨우 일어서기도 했다. 저혈당이 오면 주스를 마시거나 사탕을 서너 개 먹어야 하지만 그런 상식조차 없었던 그는 대책 없이 집을 나서는 예가 많았다. 바닷고기가 어떤 작용을 했는지 알 수 없지만 어쨌든 평소 그렇게 사랑했던 바다 덕분에 여러 번 목숨을 건졌다.

그는 이제 당뇨 때문에 주저앉지 않는다. 인슐린 주사를 맞지도 않는다. 가족들의 정성이 통한 데다 눈의 빛을 잃은 후 마음의 빛으로 바다를 바라보며 삶에 대한 확신을 가졌기 때문일 거라고 그는 설명한다. 의학적으로는 맞지 않지만 그는 지금도 개펄에 나가 조심조심 생활하고 있다.

안정희 여사도 당뇨 10년차다. 하지만 지금 몸 어디에서도 당뇨의 흔적을 찾을 수 없다. 노인 특유의 치밀함으로 철저하게 당뇨를 관리한 덕분이다.

부평 노내과를 찾은 것은 1998년. 소화가 잘 되지 않아 진단을 받아보자고 해서 나섰던 걸음이었다. 그런데 이것저것 검사하던 원장이 당뇨 기미가 있다고 했다. 공복 혈당은 136이었지만 식후 혈당은 195였다. 원장이 원인을 찾기 위해 물었지만 해당 사항이 없었다. 당뇨가 올 만한 거리가 없었다.

약은 마다했다. 약을 먹기 시작하면 뗄 수 없다는 이야기를 수없이 들었기에 한사코 뿌리쳤다. 원장은 약을 먹으면 치료에 도움이 된다고 했지만 고집을 부렸다. 원장은 운동을 하면서 식이요법을 하라고 했다. 노인이니까 운동도 세게 하면 좋지 않다면서 가벼운 걷기를 권했다. 단 음식은 먹지 말고 기름진 음식은 곤란하며 쇠고기 같은 것도 피하는 것이 좋겠다고 했다. 그러면서 당뇨 식단표를 건

넀다. 식단표를 찬찬히 들여다봤지만 특이한 것이 없었다. 원래 기름기 있는 음식을 먹어본 적이 제대로 없었고 쇠고기도 있으면 먹지만 좋아하는 편은 아니었다.

아침에 일어나면 30분씩 걸었다. 그날 이후 10여 년간 단 한 번도 거르지 않았다. 음식은 지나치리만큼 절제했다. 당분이 좀 많다고 생각되면 그 흔한 과일도 먹지 않았다. 딸기 한두 개가 고작이었다. 푸성귀 등 야채는 많이 먹었다. 전부터 야채는 좋아하는 편이었지만 당뇨를 알면서부터는 더욱 야채 위주의 식단을 짰다. 밥상은 그래서 늘 초록 일색이었다. 지나치게 조심하고 소식한 탓에 영양실조가 올 정도였다. 당뇨로 눕기 전에 영양실조로 쓰러지겠다는 자식들의 걱정이 심해 양을 조금 늘렸다. 거의 먹지 않았던 제철 과일도 먹으면서 더러는 비타민제를 따로 먹기도 했다. 그러나 비타민제는 먹다 말다 했다. 있으면 먹고 없으면 먹지 않는 식이었다. 병원 약은 먹지 않았지만 당뇨에 효험이 있다는 이웃의 이야기를 듣고 누에가루를 복용했다.

그동안 병원엔 꾸준히 다녔다. 혈당계가 없어 병원에 가야만 수치를 측정할 수 있었다. 2~3개월 후부터 괜찮아지더니 6개월째부터는 정상치를 기록했다. 얼마 전에는 성당에 같이 다니는 교우가 효험을 봤다고 해서 저녁마다 예팥을 먹었다. 좁쌀만 한 크기로 비릿하지만 먹을 만은 했다.

올해 79세인 안 여사는 지금 특별히 관리를 하지는 않는다. 음식은 적게 먹고, 걷기도 여전히 하고 있다. 그건 해보니 당뇨가 아니라도 필요한 것 같아서 할 뿐이다. 어느 때 재도 혈당은 110을 넘지 않는다. 원장은 관리를 워낙 잘한 덕분이라며 당뇨 때문에 걱정할 일은 없다고 했다.

한없이 쩨쩨해지기

…… 당뇨는 사실 별게 아니다. 주위를 둘러보면 너도나도 당뇨다. 잠재적 환자까지 합하면 우리 국민의 25%에 해당하는 5백만 명이 당뇨 환자라니 가히 당뇨 전성시대이다. 병원에서 좀 과장한 것이 아닌가 싶을 정도인데 그러다 보니 당뇨 알기를 우습게 안다. 당뇨병성 망막병증으로 실명을 한 텔런트도 있고, 당뇨병성 신증으로 병원에 입원해서 투석을 하는 경우도 있고, 당뇨병성 신경병증으로 발목을 자른 사람도 있으며 대혈관 합병증으로 뇌졸중을 일으킨 사람도 있지만 그냥 특별한 경우로 넘기고 만다.

실제로 최초의 당뇨 증세 발견 후 5년, 10년이 지나도 큰일이 발생하지 않으므로 합병증이 나타날 때까지는 그 자신은 물론 주위에서도 대단한 병으로 치지 않는다. 암이라고 하면 모두들 걱정하면서

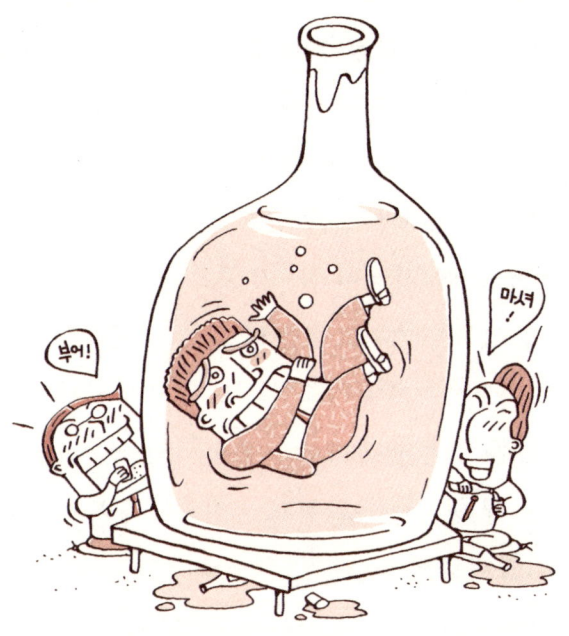

챙겨주기 위해 애를 쓰지만 당뇨라고 하면 '그까짓것' 하고 만다. 기껏 신경 쓴다는 것이 아직 괜찮고 그 정도면 충분히 나을 수 있다며 술자리 등에 합류하기를 강권하는 것이다. 본인 역시 아직 위험을 느낄 만한 증세가 없으니 '술 권하는 사회'에서 빠져나오지 못한다.

그러나 합병증이 나타나면 이미 때를 놓친 것이다. 그 전에 대비해야 중증으로 가는 길을 막을 수 있다. 자기를 대신해서 아파줄 사람은 세상 어디에도 없는 것이니까.

술은 대폭 줄이는 것이 좋다. 그까짓 당뇨 가지고 뭘 그러냐는 것이 술 권하는 사람들의 단골 권주가이다. 내가 아는 누구누구도 당뇨인데 그 양반은 지금도 말술이라면서 은근히 사람을 꾀죄죄하게 몰아붙이는데, 이때 단호해야 한다. 그가 아는 사람도 아직은 괜찮지만 불원간 후회를 할 것이 틀림없다. 괜히 통 큰 척하고 '에라, 모르겠다' 하며 받아 마시기 시작하면 끝이 없다.

한국 남자들이 대단히 싫어하는 것 중 하나가 쩨쩨하다는 말일 게다. 남자가 뭘 그 정도 가지고 벌벌 떠느냐고 하면 대부분 바로 반응한다. 참았다가도 호기를 부리고 안 해도 될 일을 앞뒤 안 재고 하기도 한다. 상대가 노린 점도 바로 그것이다. 약을 올리면서 '남자가 말이야…' 할 때 냉정해져야 한다. 돌아서서 후회하지 말고. 아픈 건 그가 아니고 바로 당신이다.

밥 먹는 것도 마찬가지이다. 관리가 조금이라도 안 되었다 싶으면 혼자서라도 하는 것이 좋다. 다소 서글플 수도 있지만 훗날의 건강을 위한 시금석이라고 생각하면 혼자 먹는 밥도 먹을 만하다. 쩨쩨해지는 것, 더러는 비겁해져야 하는 것, 그것은 비단 당뇨 환자뿐만 아니라 병과 싸우는 대부분의 환자가 반드시 가져야 할 덕목이다.

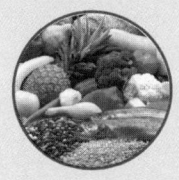# 당뇨에 좋은 식품 10가지

걷기, 적게 먹기와 함께 좋은 식품을 섭취하는 것이 당뇨병을 떨치는 비결. 동양에서는 음식의 중요성을 일찍부터 깨달아 식의食醫제도를 두었다. 『주례집설周禮集說』은 "질병은 기와 몸의 부조화에서 비롯되며 음식이 절도가 없을 때 생긴다. 음식은 사람의 근본이니 근본이 잘 양생되면 잘 자라지 않는 것이 없다"며 식의제도를 둔 이유에 대해 설명했다. 『주관신의周官新義』도 "오미, 오곡, 오약으로 병을 다스린다. 기氣가 부족하면 정精으로 보충하고 정이 부족하면 미味로서 보충하니 미는 정을 기르는 것이다. 곡식은 형形을 기르고 약은 병을 치료하는 것이니, 정을 기르는 것이 근본이고 형을 기르는 것이 다음이며 병을 치료하는 것이 말末이 된다. 이것이 치료의 순서다"라며 음식으로 정과 형을 기르는 것이 약으로 병을 치료하는 것보다 더 중요하다고 했다.

음식 치료의 중요성을 익히 깨닫고 있는 안재규, 김홍경, 조성태, 김호순, 변희승, 성일창, 박경미, 최병학, 김문호 등 9명의 한의사와 요리연구가가 추향초 씨가 추천하는 식품 열 가지를 소개한다. 이들 식품의 공통점은 시중에서 구하기 쉽고 값이 싸다는 점이다. 그러면서도 각각의 식품이 지니고 있는 효능은 값비싼 식품에 비해 결코 떨어지지 않는다.

안재규 씨는 한의학 9대를 잇고 있는 전통적인 한의사 집안. 한의사협회장을 지냈고 세계약침협회의장을 맡고 있다. 현재 서울과 대구에서 한의원을 하고 있다.

조성태 씨는 형상의학의 권위자. 대한형상의학회 회장을 지냈으며 세명대학교, 상지대학교, 경희대학교, 동서의학대학원 등에 출강하고 있다. 『생긴 대로 병이 온다』『생긴 대로 먹어야 건강하다』『라디오 한방상담』『현대인을 위한 한방백과』 등의 책을 썼다.

김호순 씨는 종로 구고 한의원 원장. 해외한방의료봉사단 단장으로 동남아, 아프리카, 몽골 등지에서 수십 차례 한의 의료봉사를 했다. 2년 전엔 경향신문과 함께 쓰나미 지역에서 봉사를 하기도 했다.

변희승 씨는 여의도 한의원 원장. 진맥에 일가견이 있다. 최근 변 원장은 침으로 얼굴의 처진 부분을 원상 복귀시켜 젊어 보이게 하는 '침 성형'을 개발, 시술 중인데 임상결과 상당한 효과가 있는 것으로 나타났다.

성일창 씨는 약초 전문의. 경옥고를 재현했으며 압구정동에서 한의학으로 고치는 다이어트 한의원을 운영했다. 침으로 식욕을 억제시키면서 한약으로 자칫 허해질 수 있는 기운을 북돋는 방법이다.

박경미 씨와 최병학 씨는 부부 한의사. 박씨는 한나라 한의원 원장이며 최병학 씨는 '약재농사'에 매달려 있다. 제주도에 유기농 한약 농장,

약재가공 공장까지 짓고 좋은 우리 약초를 공급하기 위해 애쓰고 있다. 스트레스 억제에 효과가 있는 건강식품 '메모라민'을 개발하기도 했다.

김문호 씨는 김문호 한의원 원장으로 서울과 대구에서 한의원을 하고 있다. 가수 김흥국 씨가 진행하는 교통방송 프로그램에 매주 한 시간씩 출연, 해박한 지식으로 1년 이상 시청자들의 한의학 상담에 응하고 있다.

추향초 씨는 오장육부에 맞는 5색 음식을 개발, 자신의 몸으로 효험을 입증해 보인 요리 연구가. 맛있는 요릿집의 모임인 다담회 부회장으로 서울 응암동에 개성음식 전문인 '풍년 명절'을 운영하고 있다.

1 - 콩

콩은 이제 '밭에서 나는 쇠고기'니 '살이 찌지 않는 치즈'니 '뼈 없는 고기'니 하는 차원을 넘어 섰다. 가히 음식의 팔방미인이라고 할 수 있다. 다양하게 먹을 수 있는 점 또한 대단한 장점이다. 우리나라의 젊은 사람들은 점점 콩을 멀리하고 있지만 미국에서는 콩에 대한 관심이 부쩍 늘고 있다. 건강 관련 잡지 등에선 수시로 콩 특집을 하면서 콩으로 만들 수 있는 요리를 소개하고 있다.

콩에는 피토케미컬(Phytochemical)이 풍부하다. 피토케미컬 중 이소플라본이라는 색소는 여성호르몬과 구조와 기능이 비슷해 식물성 에스트로겐이라고 불린다. 유방암, 난소암, 심장병, 골다공증 등의 예방 효과가 있다.

콩에는 또한 올리고당이 풍부하여 대장암 예방 효과가 있으며, 콩에 듬뿍 함유된 섬유질은 소화기를 튼튼하게 한다. 불포화지방산인 레시틴은 신경세포의 활동에 관여하는 신경전달물질 아세틸콜린의 원료로 중풍과 치매를 예방하고, 피틴산은 숙취 해소에 좋다.

콩에 풍부한 단백질 글리신과 아르기닌은 혈중 인슐린을 활성화 시킨다. 당뇨병은 물론 대사증후군인 고혈압, 콩팥질환, 심장병 등 각종 성인병에 좋을 뿐만 아니라 식후 혈당의 급격한 상승을 막아준다. 콩 단백질은 또 혈중 콜레스테롤과 인체에 나쁜 저밀도 콜레스테롤, 그리고 중성지방을 감소시키며 몸에 좋은 고밀도 콜레스테롤은 증가시켜준다.

콩에는 또한 유방암, 대장암, 전립선암을 예방하는 사포닌이 많다. 사포닌은 나이 들면서 많이 생기는 과산화지방의 생성을 억제해 노화를 방지한다. 지방의 흡수를 억제하고 분해를 촉진시켜 비만이나 동맥경화를 예방하기도 한다.

이와 같은 장점을 지닌 콩은 그래서 당뇨병의 근본적인 치료약으로 각광받고 있다. 최근 당뇨병을 예방하고 고쳐주는 약효 성분이 들어 있다는 사실이 밝혀졌다. 그 성분은 트립신 저해인자라는 물질로 원래 단백질을 분해하는 소화 효소인 트립신의 작용을 억제하는 유해물질이지만 그 유해물질이 당뇨병에 대해서는 약과 같은 작용을 한다는 것이다.

콩을 먹으면 인슐린이 늘어나는 것 또한 콩이 각광받는 이유이다. 콩을 먹으면 랑게르한스섬(췌장 속에 섬처럼 흩어져 있는 세포들로 인슐린을 분비한다)이 커져 자연스럽게 인슐린 분비량이 늘어나게 되고, 그로 인해 당뇨병을 치료할 수 있다.

일본 니카타 대학 의학부의 후지타 교수의 실험결과가 이를 입증한다. 그는 흰쥐를 두 집단으로 나누어 한 집단에는 콩만 먹이고 다른 집단엔 보통의 먹이를 먹였다. 1개월 후 측정해보니 콩만 먹인 쥐 집단의 췌장이 그렇지 않은 집단의 췌장보다 두 배 크기가 되었다.

콩의 단백가는 우유를 100으로 쳤을 때 101이며, 소화율은 104로 쇠고기 단백보다 낫다. 쇠고기를 주식으로 삼아 기른 개와 콩을 주식으로 삼아 기른 개를 헤엄치게 해서 그 지구력을 비교했더니 콩으로 기른 개가 장거리에서 앞섰다는 실험결과도 있다. 콩 속에는 또 생선보다 10배 많은 콜린이 들어 있기도 하다.

콩 요리는 다양하다. 풋콩, 밥에 앉히는 콩, 볶은 콩, 콩가루, 두유, 두부, 비지 등의 비 발효식품에서부터 간장, 된장, 고추장, 청국장까지. 요리법을 동원하면 질리지 않고 1년 내내 먹을 수 있을 정도이다.

＊ 두부

고단백, 저칼로리 음식으로 흡수와 배출이 잘되어 혈당에 악영향을 주지 않고 영양을 섭취할 수 있다. 고단백이면서도 단백질 흡수 단계에서 독성 부산물이 거의 생기지 않아 간과 췌장에 상당히 좋다. 노폐물이 축적되기 쉽고 고혈압이나 중풍이 오기 쉬운 다열성 태음인에게 특히 더 좋다.

당뇨병에 걸리면 간장의 글리코겐이 혈액 속으로 용출되어 극심한 피로가 동반된다. 글리코겐을 보충하기 위해선 그 원료인 날콩을 먹는 것이 가장 좋지만 사람에 따라 소화가 잘되지 않는 단점이 있으므로 소화율 95%의 두부를 섭취하는 것이 좋다.

양념간장에 그냥 찍어서 먹거나 김치에 싸서 먹어도 좋다. 맛도 있으면서 충분한 요깃거리가 된다. 지져 먹거나 조림으로 먹거나 찌개로 해먹는 방법도 있다. 생선과 함께 조리하면 고단백 식품으로 바뀌어 두뇌발달에 큰 도움이 된다. 약두부탕도 몸에 좋다. 냄비에 두부와 산 미꾸라지를 넣으면 물이 끓으면서 미꾸라지가 두부 속으로 들어간다. 조금 더 팔팔 끓이면 된다.

두부 만드는 법은 비교적 간단해서 집에서 직접 만들어 먹을 수 있다. 하룻밤 물에 불려둔 날콩을 믹서로 간 다음, 냄비에 넣어 끓이다가 '간수'를 넣으면 엉켜서 순두부가 되고, 물기를 빼면 두부가 된다. 요즘은 간수를 구하기도 쉽지 않고 용량도 까다롭다. 그럴 경우 굵은 천연소금을 빻아서 소금 가루를 조금 넣으면 된다.

❋ 콩비지

두유를 짜내고 남은 것으로 칼슘이 많다. 칼슘은 단백질과 함께 섭취하면 흡수·이용률이 좋아진다. 비지 속의 콩 단백, 콩기름 속의 리놀레산, 비타민E 등의 성분을 고려하면 둘도 없는 영양식이다. 비지에는 식물섬유질이 많이 함유되어 있어 동맥경화나 직장암 같은 성인병도 예방할 수 있는 부가 효과까지 있다.

❋ 청국장

메주를 띄워 만드는 과정에서 콩 속의 단백질이 아미노산으로 분해된다. 이 아미노산 중에는 신경전달물질의 일종인 글루탐산과 아스파라긴산이 함유되어 있으며 혈전을 녹이는 키나아제라는 효소도 있다. 청국장은 또 섬유질과 생균작용에 의해 장 속에 쌓인 불순물을 분해해서 배설하는 작용을 하므로 머릿속을 맑게 해준다. 청국장찌개도 좋지만 가루의 효능이 더 높다.

※ 두유

물에 불린 콩을 삶아서 간 다음 걸러내면 두유와 비지, 두 가지를 함께 얻게 된다. 두유에는 두부와 마찬가지로 레시틴과 글루탐산이 풍부하다.

장 속에는 유산균이 살고 있어 두뇌활동에 나쁜 영향을 미치는 유해균을 억제하는 작용을 하는데 두유는 장 속의 유효균인 비피더스균을 불어나게 하는 유산균 증식작용을 하기도 한다. 또한 혈관의 노화를 막는 비타민E가 풍부한 것도 두유의 장점이다. 이는 두뇌를 둘러싸고 있는 모세혈관의 강화에도 도움이 된다.

※ 된장

옛날 우리나라 사람들의 체력을 지탱하고 두뇌를 활성화시킨 건강식품의 원조. 두부를 넣은 된장국이나 된장찌개가 더 좋은데, 두부와 된장이 상승작용을 하여 피로한 체력을 회복시켜주기 때문이다.

일본 역시 옛날부터 된장을 특별히 취급했다. 그들의 『본초식감』은 "된장은 뱃속을 편안하게 하고 피 흐름을 좋게 해서 백약의 독을 푼다"고 적고 있다. 된장 속에 풍부하게 포함되어 있는 아미노산이나 비타민E, 리놀레산 등은 혈관 벽을 부드럽고 질기게 하여 두뇌로 흘러드는 피 흐름을 원활하게 해준다.

✳ 콩고물(콩가루)

콩을 볶아서 만든 가루. 깨끗이 씻은 콩을 그늘에 바짝 말린 다음 빻으면 된다. 그냥 먹어도 되고 물이나 우유에 타서 먹어도 좋다. 밥에 비벼 먹는 방법도 있다. 체질상 과음한 뒤 뜨거운 콩나물국을 못 먹는 사람은 해장용으로 찬 콩물을 마시면 속을 풀 수 있다. 보관이 용이할 뿐 아니라 소금이 전혀 들어 있지 않아 염분의 과잉섭취로 인한 고혈압 걱정을 하지 않아도 된다. 게다가 콩고물에 많이 함유되어 있는 칼륨이 염분을 몸 밖으로 배출함으로써 피의 흐름이 순조롭게 된다. 또한 기억력 강화에 효과가 있다.

콩고물을 만들 때는 콩을 약하게 볶는 것이 좋다. 콩 속의 레시틴이 손상되기 때문이다. 등산할 때나 먼 길을 나설 때 지니고 가면 비상식으로 안성맞춤이다.

✳ 콩국

콩국의 주재료인 흰콩(백태)은 한약재로 대두大豆라 불린다. 대두는 오장을 보하고, 경락의 순환을 도우며 장과 위를 따뜻하게 하는 효과가 있다. 콜레스테롤의 양을 떨어뜨리며 피부미용과 노화방지에도 효능이 있다. 다만 콩은 성질이 차므로 소화기관이 약하거나 설사를 자주 하는 사람은 조심해서 먹어야 한다.

✳ 볶은 검정콩

우리 조상들이 정월에 나눠 먹던 음식이다. 집에서 볶으면 더 좋지만 사정이 허락지 않으면 뻥튀기를 해서 먹으면 된다. 뻥튀기를 할 때는 설탕 등 어떤 것도 넣지 않아야 훌륭한 당뇨 간식이 된다. 위장의 열을 내리고 신장 내 여러 장애를 다스려 소변을 깨끗이 하는 작용을 한다. 특히 검정콩에는 불포화지방산이 많아 콜레스테롤의 침착을 막아준다.

2 - 표고버섯

버섯은 균류가 형성한 대형 자실체子實體. 균류는 생태계에서 유기물을 분해하여 무기물로 환원시키는 생물이다. 『동의보감』은 "버섯류는 기운을 돋우고 위장기능을 튼튼하게 해주며 시력을 좋게 한다"고 적고 있다. 복령, 저령은 항산화작용과 이뇨 효과, 독소 배출 기능이 높고 상황과 영지는 항암 물질인 다당류를 다량 함유, 암 퇴치에 효험이 있는 것으로 밝혀졌다. 이는 버섯이 우리 몸속에서 항산화작용과 해독, 청열작용, 혈액 정화작용을 하기 때문이다.

물론 버섯 중에는 구하기 어려운 것도 있고 값이 비싼 것도 있다. 하지만 표고버섯은 값이 싸고 구하기 쉬우면서도 약효가 뛰어나다. 표고버섯은 혈당 강하, 콜레스테롤 강하, 혈압 강하, 항바이러스 효과가 있다. 습한 것을 말려주는 건조한 성질을 갖고 있어 신체가 습하여 순환이 잘되지 않는 현상을 개선하여 신진대사 기능을 향상시킨다. 췌장기능을 활성화시킴으로써 인체 스스로 인슐린을 균형 있게 분비하도록 도와 당뇨병을 근본적으로 치료할 수 있게끔 지원한다.

표고버섯 등 버섯류는 끓여 먹지 않는 것이 좋다. 효험이 없어지고 오히려 독성이 생기기도 한다. 차를 마실 때처럼 우려서 복용해야 한다. 70~80도 정도의 온수에 버섯을 조각내어 우리는데 10탕 이상 우려먹어도 된다. 요리 시에도 온수에 대충 지나갈 정도로 살짝 데치든지 살짝 가열하는 것이 좋다.

표고버섯을 약으로 쓸 때는 말린 표고버섯이 좋다. 시장에서 말린 것을 사기보다는 생 표고버섯을 사서 직접 그늘에서 말리는 것이 좋다. 표고버섯 볶음을 할 때는 물에 재빨리 씻어야 버섯 특유의 쫄깃함을 맛볼 수 있다. 물을 많이 먹은 버섯은 아무래도 신선도가 떨어진다. 마늘과 파는 되도록 적게 쓰도록 한다. 그래야 버섯의 향을 충분히 느낄 수 있다.

표고버섯은 암 치유에 효과가 있는 것으로 나타난 '오채 수프' 중 하나. 일본인이 개발한 것으로 한때 의학적 검증이 되지 않았다는 의사들의 주장 때문에 수그러들었으나 실제 생활에서 효과가 나자 다시 유행하고 있다. 오채의 다섯 가지는 표고버섯을 비롯하여 무, 무채(시래기), 우엉, 당근으로 이들이 합해졌을 때 각각이 가지고 있는 영양소의 몇배를 발휘하는 것으로 알려졌다.

3 - 재첩국

부추를 듬뿍 넣은 재첩국은 영양도 영양이지만 우선 시원한 맛이 일품이다. 따뜻한 재첩국을 몇 숟갈 넣으면 속이 풀리는 것을 누구나 느낄 수 있다. 재첩은 크기가 2~4센티미터밖에 되지 않는 조개류. 작지만 영양가는 10배

크기 바지락의 3배 정도로 '조개류의 보약'이라고 할 만하다. 지금은 섬진강, 하동 지역의 특산물로 여기지만 30여 년 전만 해도 재첩이 가장 유명한 곳은 부산이었다. "재첩국 사이소, 재첩" 하고 외치는 아줌마들의 목소리가 부산의 아침을 깨웠다. 그러나 환경오염으로 낙동강 하구가 더러워지면서 하동에 그 명성을 넘겨주게 되었다. 재첩은 물이 조금만 오염돼도 살지 못한다. 『동의보감』에서는 "재첩은 다른 음식과 함께 섭취해도 전혀 부작용이 없다. 간 기능을 개선하고 향상시키며 황달을 치유한다. 피로를 풀어주고 소변을 맑게 하여 당을 조절하는 효능이 있다"고 적고 있다.

재첩국에는 부추를 썰어 넣는데, 부추는 재첩에 부족한 비타민A를 보충해준다. 우리 선조들의 절묘한 음식궁합에 감탄하지 않을 수 없다. 부추는 씨만 뿌리면 잘 자라기 때문에 '게으른 농사꾼'에겐 제격이다. 1년에 10번까지 채취할 수 있지만 봄에 나오는 것이 가장 연하고 향긋하며 영양가가 높다. 봄철 부추는 인삼, 녹용 못지않은 영양소를 지니고 있다. 『본초강목』은 부추가 온신고정溫腎固精, 즉 몸을 따뜻하게 하고 비뇨생식기 기능을 높여준다고 했으며, 『본초비요』는 몸속에서 제대로 순환되지 않고 뭉쳐 있는 피를 풀어준다고 했다.

재첩국이 가장 맛있고 좋은 시기는 3월부터 6월까지. 살이 통통하게 오른 산란 전의 재첩이 향을 더하기 때문이다.

재첩은 회나 덮밥, 부침으로도 먹는다. 재첩 회는 배를 채썰어 넣고 부추, 양파, 달래와 함께 초고추장에 쓱쓱 비벼 먹으면 된다. 재첩 회덮밥은 밥 위에 재첩 회무침을 올리거나 부추와 실파 등으로 갖은 양념장을 만들어 참기름에 비벼 먹는다. 밀가루 반죽에 부추와 재첩을 버무려 기름을 두른 프라이팬에 따끈하게 지져내면 재첩전이 된다. 재첩국에 꼭 따라다니는 부추는 중국에서도 가장 오랫동안 재배되어온 채소 중 하나. 소화를 돕고 위를 튼튼하게 한다. 비타민C를 많이 지니고 있어 피부미용에도 좋다. 체하거나 설사할 때 된장국에 부추를 넣어 끓여 먹으면 효과가 있다.

4 – 두릅

두릅에는 사포닌 성분이 함유되어 있다. 사포닌은 인삼의 중요한 성분으로 인삼이나 오가피 등의 약재도 모두 두릅나뭇과에 속한다. 두릅이 당뇨병에 효험이 있는 것도 사포닌이 작용하는 덕분이다. 실제로 동물실험 결과 혈당수치를 내리고 혈중지질을 떨어뜨리는 효과를 발휘했다.

두릅나무는 우리나라 곳곳 산기슭의 양지 바른 곳에서 자라며, 어린 순이 갓 돋아나는 5월의 두릅이 가장 맛있다. 집 마당에서 키워도 잘 자란다. 우리가 흔히 먹는 두릅 순에는 영양소가 많다. 다른 채소에 비해 단백질이 풍부하고 비타민A와 C, 그리고 칼슘과 섬유질 함량이 높다. 다이어트 식품이면서 변비, 빈혈, 생리통에 효험이 있다. 두릅줄기나 뿌리로 만든 생즙은 신경쇠약이나 우울증에 좋다.

집에서 쉽게 만들 수 있는 두릅차는 당뇨병에 큰 도움이 된다. 잎이 돋아나기 전의 두릅나무 껍질을 벗겨 햇볕에 말린 것을 물에 넣고 은근한 불에 천천히 끓여 우려내면 된다. 음료 대신 마시면 좋은데 두릅나무 껍질은 경동시장에서 싼 값에 살 수 있다.

　데쳐서 무쳐 먹어도 그만이지만 두릅초회, 두릅수프, 두릅산적 등으로 다양하게 요리해서 먹어도 좋다. 두릅초회는 살짝 데쳐 초고추장에 찍어 먹는 것이고 두릅산적은 꼬챙이에 꿰어 밀가루를 바르고 달걀을 씌워 노릇노릇해질 때까지 지지면 된다. 두 가지 다 술안주로도 좋다.

　두릅스프는 우선 먹기가 편하다. 끓는 소금물에 두릅을 살짝 데친다. 절반 정도 익힌 양파와 감자를 닭육수 등에 넣어 살짝 끓인 후 데친 두릅과 함께 믹서에 갈아 옮긴다. 우유 등으로 맛과 농도를 맞춘 후 소금, 후추로 간을 하면 된다. 육수를 뽑기 위해 닭을 쓸 때는 가능하면 흰 수탉을 쓰도록 한다. 『식료찬요』는 "소갈(당뇨)을 치료하고 소변이 잘 나가게 하려면 흰 수탉 한 마리를 익도록 삶아 양념을 넣고 국이나 죽을 만들어 먹는다"고 했는데 『동의보감』 역시 "흰 수탉 고기는 오장을 편히 하며 소갈을 그치게 하고 소변이 잘 나가게 하며 단독丹毒을 제거한다"고 적고 있다.

5 - 꽁치

　꽁치는 비교적 값이 싼 생선이다. 그러나 가격만 보고 얕잡아볼 수 없는 영양 덩어리이다. 꽁치의 지방질에는 돼지고기나 쇠고기와 달리 불포화지방산이 많다. 다른 생선에 비해 단백질 함량이 높고 그 질도 우수하다. 필수아미노산은 달걀의 95%에 이른다. 꽁치의 붉은 살에는 빈혈 치료에 효과가 있는 비타민B가 풍부하게 들어 있다. 소화와 흡수가 잘되며 노화 및 성인병 예방 효과가 있다.

그러나 꽁치는 산성이 강한 식품이므로 구워 먹거나 조려 먹을 때 채소 같은 알칼리성 식품과 함께 섭취해야 한다. 조림의 경우 무를 꼭 넣는 것도 같은 이유에서다. 어느 때나 먹어도 괜찮지만 특히 겨울산이 좋다. 10~11월의 꽁치는 여름철 꽁치보다 지방 함유량이 2배 이상 많다.

꽁치로 만든 과메기도 대단한 특식이다. 과메기의 원래 재료는 청어였다. 하지만 1960년대를 전후하여 청어 생산량이 줄어들면서 꽁치가 그 자리를 이어받았다. 꽁치 과메기는 수분 함유량이 40% 정도 되도록 찬바람에 건조시킨 다음, 야채나 해조류와 함께 초고추장에 찍어 먹는다. 미역이나 다시마를 곁들이는 것은 그것이 단백질과 지방의 체내 흡수를 저하시켜주기 때문이다.

꽁치에서 나온 것이지만 과메기는 꽁치보다 DHA와 오메가-3의 양이 훨씬 많다. 그리고 여러가지 면에서 쇠고기를 압도한다. 100g 기준 열량으로 볼 때, 과메기는 330kcal, 쇠고기는 152kcal이고 단백질은 과메기가 17.75g, 쇠고기가 17.5g이다. 메티오닌은 과메기와 쇠고기가 각각 150mg, 140mg, 콜레스테롤은 48.5mg, 62.5mg, 필수지방산은 7.2mg, 2.8mg, 칼슘은 54mg, 10mg이다. 또 쇠고기에는 동맥경화를 일으키는 LDL콜레스테롤이 많지만 과메기에는 몸에 좋은 HDL콜레스테롤이 많다.

과메기에 함유된 단백질에는 숙취 해독에 좋은 아스파라긴산이 많아 술안주를 삼을 경우 술이 좀처럼 취하지 않는다. 과메기는 그 영양가가 알려지면서 글로벌 음식이 되었다. 포항 일원에서 즐겨 찾던 전통음식이었으나 10여 년 전부터 서울을 비롯하여 다른 지역으로 진출한 데 이어 최근에는 미국에까지 수출되고 있다.

6 - 도토리묵

도토리는 칼로리가 낮은 식품이다. 단지 칼로리가 낮기 때문에 당뇨에 좋은 것은 아니다. 영양학적으로 체력 유지, 공복감 해소 등 여러가지를 충족시킬 수 있어서 당뇨식으로 매우 좋다.

『동의보감』은 도토리를 상실橡實이라고 부르면서 "성질이 따뜻하고 맛이 쓰지만 위와 장을 튼튼히 하는 작용이 있어서 이질이나 설사하는 데 효과가 좋다. 장복하면 그 사람을 건강하고 이롭게 하며 충분히 허기를 채울 수 있다"고 적고 있다. 그런 특성 때문에 옛날에는 곡식 대용인 구황식품으로 많이 애용되었으며 요즘엔 저열량식품, 건강식품으로 인기를 얻고 있다.

도토리묵은 누구나 쉽게 만들 수 있는 장점이 있다. 처음엔 너무 무르거나 지나치게 되게 될 수 있지만 두어 번만 해보면 알맞은 굳기의 도토리묵을 만들 수 있다. 사서 먹기보다는 직접 해 먹는 것이 아무래도 좋다. 껍질을 깐 도토리를 절구에 넣고 찧어 가루로 만든 후 4~5일 물에 담가놓으면 도토리 특유의 떫은맛이 없어진다. 떫은맛이 사라지면 윗물은 버리고 가라앉은 앙금만 모아서 풀 쑤듯이 끓인 다음 다른 용기에 옮기면 된다. 과정을 지켜보면서 잘 휘저어야 원하는 상태의 묵을 만들 수 있다. 그 상태의 묵을 간장양념에 찍어 먹어도 되고 오이, 쑥갓, 상추, 시금치 등의 채소를 섞어 양념장에 버무린 무침으로 먹어도 좋다.

강원도에선 오래전부터 묵밥을 해 먹었다. 묵을 길게 썰어 양념을 하는 것으로 잔치국수를 만들 때의 양념이면 된다. 더울 땐 물을 차갑게 하고 추울 땐 물을 따뜻하게 하면 어느 계절이나 맛있게 먹을 수 있다. 밥을 넣어 먹어도 되지만 당뇨 환자라면 그냥 먹는 것이 더 좋다.

7 – 된장국

된장국은 각자의 입맛에 따라 다양하게 끓일 수 있다. 무엇을 첨가하느냐에 따라 영양가도 다르고 음식의 용도도 달라지는데 쑥갓, 양파, 무청을 말린 시래기를 넣으면 맛있고 훌륭한 당뇨식이 된다.

양파는 그 모양대로 효능 또한 무궁무진하다. 피로회복, 스태미나 증진, 심장병 등 순환기 질환 예방에 효과적이라는 기존의 효능 외에 최근 혈당치와 혈압을 낮추고 발암 억제 작용까지 하는 효능이 추가 되었다. 양파에 들어 있는 펙틴이라는 물질이 콜레스테롤을 분해시켜 피를 맑게 하는 것으로 나타났다. 양파를 즐겨 먹으면 당뇨, 고혈압, 동맥경화, 뇌졸중의 발병률을 낮출 수 있다.

양파를 콩이 주재료가 되는 음식, 즉 된장국 등에 넣으면 항산화작용이라는 시너지 효과를 발휘하는데 굳이 많이 먹을 필요는 없다. 하루 3분의 1쪽이면 충분하므로 매일 조금씩 꾸준히 섭취하는 것이 좋다.

쑥갓은 비타민A와 C가 풍부하고 칼륨과 마그네슘의 함량이 높아서 혈당치와 혈압을 내린다. 또 노화한 혈관을 튼튼하게 해주며 모세혈관을 넓혀주므로 고혈압과 동맥경화 등에 좋다. 쑥갓을 넣은 된장국은 차가운 속을 뜨뜻하게 풀어준다. 한방에서는 쑥갓의 쓴맛이 심장 기능을 도와

피를 맑게 해주는 것으로 본다.

시래기는 김장철이면 주위에 지천으로 깔려 있지만 결코 버려선 안 되는 비타민 공급원이다. 시래기는 무청의 영양소가 그대로 들어 있는 것은 물론 초겨울 햇볕에 바짝 마르면서 비타민D까지 만들어낸다. 무청은 무 뿌리와 달리 비타민A, C, B1, B2, 칼슘 등을 함유하고 있어 무의 식품학적 가치를 한층 더 높여주고 있다. 옛날 사람들은 시래기를 먹으면 힘이 세진다고 했단다. 시래기는 철이 지나면 서울에선 구하기가 쉽지 않다. 재래시장에 가도 대부분 삶아서 판다. 하지만 근교의 시골장에 가면 얼마든지 구할 수 있다. 멸치나 조개, 홍합 등으로 맛을 낸 양파, 쑥갓, 시래기 된장국은 최고의 웰빙식으로 매일 밥상에 올리는 것이 좋다.

8 - 비빔밥

비빔밥은 한국의 대표 음식으로 세계로 뻗어나가고 있다. 서민들이 오랫동안 즐겼던 음식으로 전주, 진주비빔밥이 많이 알려졌다. 비빔밥을 먹을 때는 녹청색의 채소를 곁들이는 것이 좋다. 당뇨가 있으면 쌀밥 비빔밥보다는 보리밥이나 잡곡 비빔밥이 좋다. 전주비빔밥은 뚝배기에 밥을 담아 고사리, 쇠고기, 표고버섯, 잣, 콩나물 등 10여 가지 이상의 재료를 넣어 다시 불에 익혀내는 것이 보통이다. 진주비빔밥은 고사리, 숙주, 부추, 호박, 당근 등과 함께 고기 육회를 얹고 참기름을 듬뿍 넣어 비빈다.

하지만 비빔밥은 말 그대로 형식이 없다. 대충 식탁에 있는 음식을 섞어 비비면 된다. 여러가지 제철 채소와 된장찌개, 고추장을 넣고 뒤섞으면 그만이다. 야채를 싫어하는 사람이라면 꼭 선택해야 하는 메뉴. 녹청색 채소에는 당뇨병을 제어하는 영양소가 있다.

9 - 현미밥

현미에는 마그네슘이 풍부하게 들어 있다. 현미는 백미와는 달리 씨눈이 남아 있는데 씨눈에는 비타민, 미네랄, 식이섬유 등이 있으며 천연의 신경안정제도 들어 있다. 당지수가 적어 세 끼 밥을 먹어야 힘을 쓰는 한국인의 당뇨식으로 최적이다. 현미의 당지수(GI)는 50.56으로 밀가루로 만든 식빵(95), 쌀로 만든 떡이나 흰쌀밥(85)보다 훨씬 적다. 일본의 한 연구소에서 당뇨병 환자 한 명에게 50g의 흰쌀과 현미를 먹게 한 뒤 혈당 변화를 측정한 적이 있다. 실험결과, 흰쌀밥을 먹은 1시간 뒤의 혈당수치는 220이었으나 현미밥을 먹게 한 후 1시간 뒤의 혈당수치는 176이었다. 그래서 현미밥과 된장국이야말로 당뇨식으로 최고라는 말이 나오기도 한다.

다소 거칠다고 하지만 먹어보면 그렇지도 않다. 오히려 씹는 맛이 있어 좋다. 현미밥에 채소류나 생선 반찬을 적당히, 그러면서도 꾸준히 먹으면 혈당수치가 오르는 것을 확실하게 막을 수 있다. 밥맛이 당길 때에는 조금 더 먹어도 뒤탈이 별로 없다.

10 - 쌈밥

쌈밥의 주재료는 상추, 쑥갓, 들깻잎 등의 채소.
이들 채소는 기본적으로 단백질, 무기질, 섬유소,
비타민을 충분히 갖추고 있어 건강을 보장한다. 채소는
다소 많이 먹어도 혈당수치에 큰 영향을 주지 않으므로 포만감이 필요할
때 좋다. 된장쌈장을 곁들이면 균형 잡힌 건강식이 된다.

상추는 다른 채소에 비해 비타민C는 적지만 비타민A의 근원이 되는
카로틴과 비타민E가 풍부하며 철분 함량도 많은 편이다. 들깻잎은 쇠고
기엔 거의 없는 비타민A와 C가 많아서 함께 먹으면 영양소를 골고루 섭
취할 수 있다. 『본초강목』에는 들깻잎이 기가 치밀어 오르는 것을 고친
다고 나와 있다. 쑥갓과 함께 오가피 잎으로 싸먹는 것도 좋다. 오가피는
당뇨병에 특히 효과가 있다.

밥은 가능하면 보리밥, 현미밥, 콩을 얹은 잡곡밥을 먹도록 한다. 그러
나 쌀밥이 정 먹고 싶을 땐 채소가 혈당수치가 오르는 것을 막아주므로
한번쯤 먹어도 무방하지 않을까 싶다.

오래 사는 병, 당뇨

초판 1쇄 인쇄 | 2007년 5월 15일
초판 1쇄 발행 | 2007년 5월 20일

지은이 | 이영만
펴낸이 | 최용범
펴낸곳 | 페이퍼로드

편집 | 허슬기
교열 | 김정선
마케팅 | 김경훈

주소 | 서울시 마포구 연남동 563-10 2층
전화 | 326-0328, 6387-2341
팩스 | 335-0334
이메일 | paperroad@hanmir.com
출판등록 | 2002년 8월 7일 (제10-2427호)

ISBN 978-89-958266-6-9 03510